儿童护眼 100问

陶　俊　冯晶晶　主编

刘新丽　副主编

化学工业出版社

·北京·

内容简介

《儿童护眼100问》以通俗易懂的问答形式介绍了专业的眼科知识。内容包括儿童先天性的各种眼病以及常见普通眼病的临床表现、诊断和治疗，儿童家长普遍关心的近视、远视、散光、斜视、弱视等问题，以及眼睛日常保健知识。

本书适合家长和青少年阅读，也可供基层医生参考。

图书在版编目（CIP）数据

儿童护眼100问/陶俊，冯晶晶主编．—北京：化学工业出版社，2021.3（2023.9重印）
ISBN 978-7-122-38283-2

Ⅰ.①儿… Ⅱ.①陶…②冯… Ⅲ.①儿童-视力保护-问题解答 Ⅳ.①R77-44

中国版本图书馆CIP数据核字（2020）第265183号

责任编辑：林 媛 李 瑾　　　　　　　　装帧设计：关 飞
责任校对：边 涛

出版发行：化学工业出版社（北京市东城区青年湖南街13号　邮政编码100011）
印　　装：涿州市般润文化传播有限公司
710mm×1000mm　1/16　印张11　字数197千字　2023年9月北京第1版第2次印刷

购书咨询：010-64518888　　　　　　　　售后服务：010-64518899
网　　址：http://www.cip.com.cn
凡购买本书，如有缺损质量问题，本社销售中心负责调换。

定　　价：39.00元

编写人员

主　编　陶　俊（北京市朝阳区妇幼保健院眼科）
　　　　冯晶晶（北京市海淀区妇幼保健院眼科）

副主编　刘新丽（北京市海淀区妇幼保健院眼科）

参加编写人员
　　　　陶　俊（北京市朝阳区妇幼保健院眼科）
　　　　冯晶晶（北京市海淀区妇幼保健院眼科）
　　　　刘新丽（北京市海淀区妇幼保健院眼科）
　　　　陈　巍（北京市海淀区妇幼保健院眼科）
　　　　王　娟（北京京都儿童医院眼科）
　　　　王　丽（北京市平谷区医院眼科）
　　　　迟　娟（北京市朝阳区妇幼保健院眼科）

绘　图　刘新丽（北京市海淀区妇幼保健院眼科）

前 言

　　眼睛是人类心灵的窗口，是伴随我们一生，接受知识、认识世界的窗口。保护眼睛，特别是对儿童，显得尤为重要。

　　儿童眼球结构特殊，和成年人不一样，所以儿童的眼病也与成年人有很大的不同。许多先天性眼病可以早期发现和治疗，如先天性白内障、先天性上睑下垂、先天性斜视、视网膜母细胞瘤等疾病，如果发现及时、早期干预，不会导致孩子发生弱视、双眼视功能低常、立体视丧失甚至失明等严重并发症。在孩子的成长过程中，家长需要了解许多眼部知识，编者把多年积累的临床常见问题编辑到一起，希望读者对眼病的各种疑问能从中得到解答。

　　儿童处于生长发育的快速时期，身高、体重、骨骼、肌肉、大脑神经元细胞等都在快速地增长，同样眼睛也在快速地发展变化。孩子学期结束前，视力还挺好，看黑板也不吃力，但是一个暑假或寒假后，就再也看不清黑板了，这是我们眼科医生在门诊中经常碰到的情况。原因就是在儿童眼睛快速发展的阶段，短期不合理的用眼导致不可逆的后果——真性近视。怎样预防近视，万一真性近视了怎么办，编者在长期的进校园讲课的实践中总结出了一套讲解方法，将深奥的近视发生发展理论，通过通俗易懂的比喻、深入浅出的讲解，让学生及家长们从发病机制层面理解近视的形成和发展，从而有效地预防和控制近视进展。编者运用临床知识和经验将斜视、弱视的治疗亦做了详细的介绍，方便家长直观地去认识这些儿童常见眼病。

古人有"上医治未病"一说，源自《黄帝内经》所说："上工治未病，不治已病，此之谓也。""治"，为治理管理的意思。"治未病"即采取相应的措施，防止疾病的发生发展。其在中医中的主要思想是：未病先防和既病防变。古人都重视疾病的预防，处在新时代的我们更应对眼部保健知识有所了解，以便更好地进行眼病预防与治疗。编者就家长最关心的眼部日常保健问题，在眼部保健知识内容中进行一一解答，希望家长们看后能有所收获。

有一成语叫"明眸善睐"，指眼睛明亮灵活，引申人聪明伶俐，其相反意义是目光呆滞、暗淡无光，眼睛能反映人的整体精神状态，可见拥有一双明亮的眼睛是多么重要。本书把较强的专业知识讲解得通俗易懂，图文并茂，具有很好的实用性、可读性和趣味性。让我们充分利用好这本书中的内容，为孩子的眼睛保驾护航，愿每个孩子都拥有一双明亮的眼睛。

编者

2021年4月

目　录

第三章 眼睛日常保健 / 126

第一章
儿童常见眼病

1. 为什么新生儿爱分泌眼屎和流泪？

正常情况下，宝宝分泌的泪液经眨眼和重力的作用循环到达泪小点，流经泪小管、泪总管、泪囊、鼻泪管到咽部（见下图），通过吞咽动作咽下，所以不会出现流泪和眼屎多的症状，一旦这个路径受阻，就会出现流泪的症状，合并感染的时候就会有眼屎等分泌物。

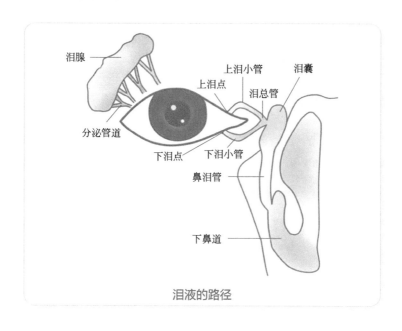

泪腺
上泪小管
泪囊
上泪点
泪总管
分泌管道
下泪点
下泪小管
鼻泪管
下鼻道

泪液的路径

经常有家长发现，小宝宝的一只眼睛或两只眼睛特别爱分泌眼屎，经常眼泪汪汪的，其中大部分是我们常说的泪道阻塞导致。因为刚刚出生的婴儿，鼻泪管下段有一层很薄的瓣膜，称为Hasner膜，这层瓣膜大部分在胎儿期或出生后6个月前慢慢萎缩，但有部分婴儿这层瓣膜没有萎缩，于是就把泪水流经的鼻泪管下口给堵塞了，堵住的泪水流不出去，便淤积在里面，导致眼泪潴留在泪道里，从而滋生细菌，产生了炎症，常见的症状为流眼泪、眼皮红肿，出现黄绿色的黏稠眼屎，并且这些眼屎可能会粘在一起，导致睁眼困难，严重的会导致泪道系统和眼部感染，引发泪囊炎等并发症。分泌眼屎和流泪的症状通常在宝宝出生的第一天就发生，或者生后数天或数周发生。

有数据统计，超过5%的婴儿有单侧或双侧泪道阻塞，泪道阻塞如何治疗？大部分的泪道阻塞会自行消退，随着婴儿的泪道发育和开放完善，大约90%会在1岁内自发痊愈，但是有一部分需要尽早干预，可以通过以下方法：

（1）**泪道按摩，帮助开放泪道**　这项治疗是最方便的，在家里就能进行。小儿泪道按摩手法：按摩前先洗手，主要按摩泪囊部，泪囊部在内眦韧带和泪前嵴的后方（内眼角和鼻骨之间），用食指或拇指向泪囊区内下方稍用力按摩，泪囊里面的液体在压力作用下，进入鼻泪管，咽部能感受到液体流下，这样才是有效的按摩。每天3次，一次10～15下，按摩后点一滴消炎的眼药水，产生的眼屎用脱脂棉蘸无菌水湿润后清除。按摩时手指不要在皮肤上滑动或搓动，而是用拇指或食指紧贴皮肤将力垂直作用于皮下。眼药水用于预防眼部感染，对堵塞的泪道没有作用，如果只是用眼药水，停药后会再次出现眼屎分泌过多、眼部发炎的症状。

（2）**泪道冲洗**　这个操作需要到有儿童眼科的医院进行，泪道冲洗不会给宝宝带来痛苦和不适，过程就是往泪道里面注入生理盐水，利用水的压力冲洗泪道。首先用泪点扩张器扩张泪小点，注入生理盐水或药水，如果宝宝泪道通畅，

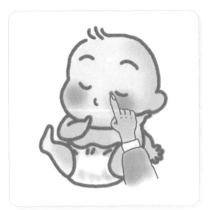

冲洗液流到咽部就会有吞咽行为；如注入液体时不畅，推注液体时阻力大，冲洗液体由原泪点或上泪点溢出，说明泪总管阻塞；如冲洗后，泪小点有脓性分泌物溢出，为慢性泪囊炎，提示鼻泪管阻塞；如进针遇到阻力，不可强行推进，若下泪点闭锁，可由上泪点冲洗，勿反复冲洗，避免黏膜损伤或粘连引起泪小管阻塞，急性炎症和泪囊有大量分泌物时不宜进行泪道冲洗。

（3）**泪道探通手术**　如果采用按摩和泪

道冲洗方法仍不能通畅者建议行泪道探通术。宝宝泪道探通手术的最佳时机是4～6月龄。这个年龄段的手术成功率很高。

　　小结一下，家有泪道阻塞溢泪的宝宝，2月龄内尽量通过按摩和滴药保守治疗，保守治疗超过2个月效果不佳者可行泪道冲洗，加压泪道冲洗的患儿年龄通常为3月龄以上，4～6月龄行泪道探通，泪道治疗的时机尽量不要超过6月龄。因此家长们别耽误宝宝的早期治疗，如错过最佳时机就只能行全麻手术了。

2. 眼球发灰发蓝伴黑点是怎么回事？

　　细心的家长会发现宝宝小的时候眼白呈现青灰色，没有成人那么白，这是为什么呢？因为俗称的眼白就是眼球的巩膜，巩膜由胶原纤维组成，不透明，成人巩膜呈瓷白色。眼球大致分三层，最外面一层是瓷白色的巩膜，中间一层为脉络膜，最内面的一层为视网膜。因为婴幼儿的眼球壁较薄，所以白色的巩膜（俗称"眼白"）也较薄，较薄的巩膜掩盖不了巩膜下棕黑色的脉络膜，透出了内层的颜色，因此在正常自然光度下，眼白就呈现出灰色或蓝灰色调，而黑点是眼球壁色素沉着的表现，尤其在有血管穿行的部位更容易出现。随着年龄的增长，巩膜硬度增加，蓝灰色调会越来越浅，最后成为瓷白色。

　　但是有少数孩子3岁后巩膜还是呈现灰黑色或者蓝色，医学上称为蓝色巩膜，它的出现主要有两种可能：一种可能是慢性缺铁的结果，其机制是，人的巩膜由胶原纤维组成，铁元素在巩膜胶原组织的生成中十分重要，缺铁抑制巩膜胶原蛋白的生成，胶原蛋白合成不足，巩膜就薄，无法有效遮掩眼球内棕黑色的脉络膜，在自然光下看上去，就成了浅蓝色。另一种可能是Sturge-Weber综合征和

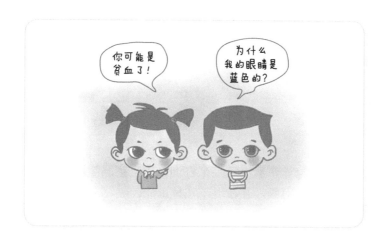

蓝巩膜脆骨综合征，常见蓝巩膜，但这种疾病发病率低，通常有家族遗传病史，通过询问家族遗传史和相关基因检测可诊断这类疾病。

儿科专家在统计分析相关数据后，认为儿童眼巩膜本应呈现灰白色，如果感觉眼球颜色异常，应该去医院眼科检查，排除年龄小、巩膜薄的正常生理特点后，其他首先从贫血考虑。成年人贫血一般会表现为皮肤黏膜苍白，但是儿童因为血容量小、血细胞计数高而不易出现皮肤黏膜苍白的现象，会较早出现蓝色巩膜的表现。所以及早发现和治疗"蓝眼睛"，是早期防治儿童缺铁性贫血的关键。对缺铁性贫血引起的"蓝眼睛"的孩子，最重要的是纠正其缺铁性贫血，一般可以在饮食中补铁。首先更换孩子的食谱，及时矫治贫血孩子常见的偏食和挑食显得极为重要。富含铁质的食物有许多，如精肉、蛋类、动物血、海产品、豆制品、牛奶、绿叶蔬菜等，每日换着花样做给孩子吃。也可以尝试一下中医治疗缺铁性贫血的食疗方法。或者家长可在医生指导下，给孩子服用一些补铁药物，如硫酸亚铁糖浆等。

 小知识

铁在人体中的作用

人体中含有许多微量元素，铁就是其中比较重要的一种。人体铁的来源分为从食物中摄取和机体内储存。人体内的铁在生理上的功能也分为两部分：一部分执行生理功能，如血红蛋白内铁占铁总量的 $65\% \sim 70\%$，是血红蛋白分子的核心；组织内铁约占 5%，是肌红蛋白、细胞色素及细胞内过氧化氢酶和过氧化物酶的组成成分；还有少量的铁参与氧和二氧化碳的转运过程。另一部分铁暂不行使生理功能而被储存起来，它主要以铁蛋白和含铁血黄素的形式储存于人体的肝脏、脾和骨髓等组织的单核-巨噬细胞系统，这部分铁约占人体总铁量的 25%。

3. 看起来像"对眼"怎么办？

经常在门诊遇到家长带着小宝宝来咨询，说宝宝眼睛距离鼻梁近，问是不是"对眼"。宝宝看起来像对眼，存在以下几种可能。

一种可能是宝宝真的有对眼，专业名词叫"内斜视"，这种疾病大多是先天性的，主要表现为宝宝一只眼睛看前方时，另一只眼睛会向鼻侧偏斜，不能两眼一起注视同一个目标。内斜视对宝宝的视力和双眼视觉发育会造成很大的影响，会形成弱视，需要尽早干预。先天性内斜视主要因出生时眼部的神经或肌肉支配异常或者双眼神经电位冲动大小不一致或者不协调而引起。也有一部分是其他因素造成，比如中高度远视，远视的孩子为了看清物体，眼睛需要动用超过正常孩子的调节幅度（即动用眼内肌的力量改变眼屈光力的大小以看清物体的能力），同时相应的会造成超过正常量的集合（即双眼向内转动），过量的集合就会造成内斜视，这就是我们常说的调节性内斜视。不同的斜视类型采用不同的治疗方法。

另一种可能是宝宝并不是真的有对眼，宝宝在出生最初几个月内，眼肌尤其是调节眼球活动的一些肌肉发育不完善，双眼的共同协调运动能力较差，而宝宝通常又习惯目不转睛地来观察周围事物，父母在与自己孩子对视时总觉得宝宝好像是对眼。其实，这对于大多数孩子来说，属于暂时的正常生理现象，一般2～3个月后宝宝双眼的共同注视能力就可以发育良好。

最后，还有一种最常见的原因是婴幼儿时期宝宝的鼻骨未发育，鼻梁比较宽扁，鼻梁两侧的皮肤遮盖了内侧的白眼球，使两眼看起来距离较近，两眼球黑眼珠似乎向内集中，都靠近鼻梁根部，形成假性的"对眼"，看起来像内斜视。实际上宝宝的眼睛是正位的，并没有内斜视，专业上把这个现象称为"内眦赘皮"。随着宝宝长大，鼻梁变高了，内眼角眼白能露出来，眼球看起来就分开了，就不像对眼了，这种情况不需要任何治疗和处理。

总之，如果家长怀疑宝宝有"对眼"，需尽早带孩子去看专业的眼科医生，因为宝宝是不是真的有对眼，需要专业的眼科医生当面对孩子进行检查判断，即便家长在家里通过拍照片传给医生看也不好做出准确判断。如果宝宝真有内斜

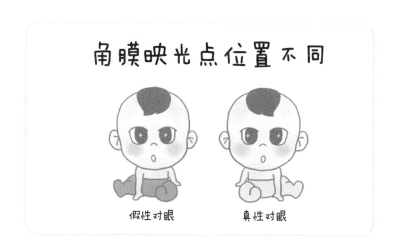

角膜映光点位置不同

假性对眼　　　真性对眼

视，家长等宝宝长大再来看医生，就会耽误孩子的最佳治疗时机，将对孩子的视力或双眼视功能发育造成很大的损害，有可能成为一辈子的遗憾，所以内斜视越早治疗效果就会越好。而家长带孩子找专业眼科医生检查后明确宝宝是假性内斜视则不需要特殊治疗。

那我们怎么做才能尽可能减少宝宝后天性斜视的发生，我们在日常的护理中应该注意些什么呢？

①经常变换宝宝的睡眠体位，避免宝宝长时间侧向一边睡觉，也就是经常改变宝宝的光线投射方向，可以一天睡一边。

②玩具不要长期固定在同一位置，一定要注意多个角度悬挂。玩具离床的距离最好不要小于1m，因为如果把玩具放得很近的话，那么宝宝必须调节眼睛增加双眼集合内聚才能看得见，长此以往易引起斜视等情况。还要注意经常带宝宝到户外看看，多看些远处的东西。如果发现宝宝喜欢长时间盯着一个地方的话，那么就要针对性地转移宝宝的注意力，或是多给宝宝准备一些新奇的玩具，这样可以让宝宝的眼珠不停地转动。

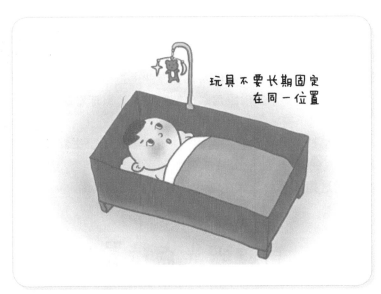

玩具不要长期固定在同一位置

4. 喜欢歪头看东西是眼睛出问题了吗？

生活中，我们经常会发现许多孩子在写作业、看电视，甚至走路的时候都喜欢歪着头，家长会经常纠正孩子，认为是生活习惯不好，殊不知，大部分孩子喜

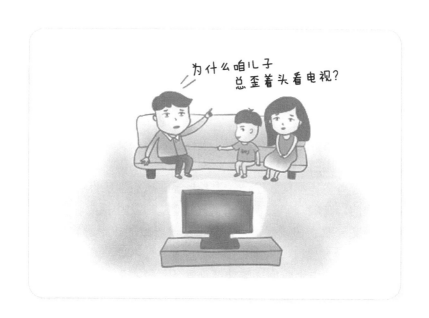

为什么咱儿子总歪着头看电视?

歪头是病理性的，不是孩子故意喜欢这样。一旦发现孩子歪头视物，应该去医院仔细检查，确定歪头的原因。有的歪头是由眼睛引起，有的是由颈部肌肉异常引起。首先，长期歪头会导致面部外形变化，这是由于重力的作用，稍低的一侧面部丰满，另一侧面部消瘦，最终导致面部不对称；其次，也会影响颈部骨骼的发育，造成颈椎的侧弯；最后，还可能造成下颌骨的发育畸形，这些都会影响孩子的外观，也会给孩子造成严重的心理障碍。

归纳一下歪头大概有如下原因：

第一个原因是眼性斜颈。临床上有许多孩子歪头是眼部异常引起的，对于颈部肌肉未发现明显异常且歪头的孩子，就应该考虑是眼性斜颈，眼性斜颈多数是由先天性眼部肌肉麻痹造成的，最常见的是单眼或双眼的上斜肌麻痹。眼性斜颈是由于眼肌在某些方向运动障碍，造成复视（看东西有两个物像），孩子为避免复视而产生转动头位的一种代偿反应。当孩子的头部采取某种特殊的位置时（很多时候表现出歪头），复视消失，避免了视物重影的不适，从而达到维持双眼视觉功能的作用。

第二个原因是角膜散光。散光眼不同于近视眼，近视眼看远处不清楚，但是看近处是清楚的，而散光眼看远看近都不清楚。散光度数大的孩子视物模糊，眼睛始终处于调节的过程中，所以极易疲劳，部分散光的孩子常常转脸，双眼斜向一侧视物，以减少散光引起的物像变形从而改善视力。对于这样的患儿，需戴镜矫正散光，散光矫正以后，歪头也会治愈。

第三个原因是眼球震颤。眼球震颤是眼球的一种不自主的摆动，一部分有眼球震颤的患儿在向某个方向注视时这种眼球的震颤会减轻或停止，我们称这个方向为"中间带"。因此部分眼球震颤的孩子就会采取一个固定的头位，双眼斜向一侧视物，让这个相对静止眼位的中间带呈现在身体正前方，从而获得较好的视力。目前对这种疾病的治疗主要是手术或者戴三棱镜来帮助减轻眼颤、消除异常头位。

第四个原因就是肌性斜颈，也称为先天性肌性斜颈，是由于一侧胸锁乳突肌发生纤维性缩短而形成的头颈偏斜畸形。产生的真正病因有可能与产伤、局部缺血、静脉堵塞、宫内姿势不良、遗传、生长停滞、感染性肌炎有关，或者上述多种因素共同造成的。一般孩子表现为头偏向病侧，在出生后2～3周出现，可以摸到因患侧胸锁乳突肌损伤或者炎症，痉挛变硬导致的梭形肿物，10～14天急剧增大，20天达到最大程度，大多数孩子2～6个月内逐渐消失，大部分不留斜颈，但是有少部分孩子由于肌肉远端被纤维索条代替，最终形成斜颈。因此家长平时抱婴儿、喂奶、哄婴儿睡觉时应注意纠正不良的姿势，避免患侧颈部过度伸展，造成二次损伤。有的医生建议可以采取按摩手法伸展胸锁乳突肌，但是一些新生儿医生不建议做，主要考虑按摩会造成胸锁乳突肌纤维化和周围组织粘连，反而造成以后手术困难，最佳手术时间是1岁半到2岁。

第五个原因是生活习惯。孩子可能存在不正确的用眼行为，比如做作业喜欢歪头、扭着身子、趴在桌子上等等。而这种不良的用眼习惯又会加重孩子的近视或者散光，如此恶性循环会导致孩子歪头症状进一步加重。

所以一旦发现孩子有歪头的征兆，应该去专业的眼科医生那里鉴别一下，究竟是习惯性的还是眼部疾病，或者是颈部肌肉疾病造成的。早点找到原因，早点治疗，让孩子早一天摆脱歪头的困扰。

5. 爱眨眼是什么原因？

在眼科门诊，经常会遇到频繁眨眼的孩子。有的家长就特别着急，害怕频繁眨眼影响孩子的眼球发育，或者频繁眨眼影响孩子的视力。在正常情况下，人们每分钟眨眼的次数大约为15～20次，通过眨眼这个动作，可以对眼角膜的表面起到有效的滋润和清洁的作用，防止眼睛过于干燥和被病毒或细菌侵袭，这是对眼睛有利的，但如果眨眼的次数过于频繁，则有可能就是一种病态的表现了。那么，孩子频繁眨眼，主要由哪些原因引起呢？

（1）眼部炎症　由于沙尘、雾霾等不良天气，或由于不洁的手揉眼睛导致细菌、病毒或尘螨等感染物入眼而引起结膜炎或角膜炎，造成孩子频繁眨眼。炎症通常还会刺激眼睛发红、发痒、流泪、分泌物增多，遇见这样的情况需到医院眼科就诊，由医生建议使用对儿童比较安全的眼药水。

（2）倒睫 俗称"倒睫毛"，在婴幼儿中较为常见。因为倒睫会向角膜（黑眼珠）方向生长，而角膜的神经非常丰富，当倒睫毛扫到角膜，角膜上神经受到刺激就会引起频繁眨眼。一般情况下婴幼儿脸庞短胖，鼻梁骨尚未发育，眼睑（俗称眼皮）脂肪较多，睑缘较厚，容易使睫毛向内倒卷，造成倒睫，但婴幼儿睫毛多数纤细柔软，加之小儿泪液分泌较多，泪液也较黏稠，纤细柔软的睫毛沾着泪液在眼睛表面刷扫，一般不会造成眼角膜的损伤，所以大多数婴幼儿倒睫是无需治疗的。随着宝宝年龄的增大，脸型变长，鼻骨发育，绝大多数的倒睫可以恢复到正位。但有少数宝宝倒长的睫毛又粗又短，则可造成眼角膜的损伤，其损伤表现为眼红（结膜充血）、疼痛、怕光、流泪、喜揉眼，检查时可发现角膜上皮点状脱落、灶性浸润等，这时往往需要手术矫治。手术方式可采用缝线法，缝线法简单，出血少，恢复快，但是容易复发。另一种方法是切开法，切开手术有切口，出血较多，恢复慢些，但是手术效果维持持久。小儿倒睫切忌自行拔除或剪去，因为拔除睫毛往往会损伤毛囊和睑缘皮肤，造成睫毛乱生倒长和睑内翻，而经常剪切睫毛会越长越粗。

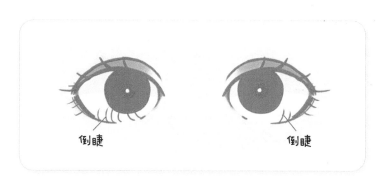

倒睫　　　　　　　　　　倒睫

（3）过敏性结膜炎 随着物质生活的丰富和居住条件的改善，儿童接触的东西相对干净，身体缺少对异物相应的抗原抗体，导致过敏性眼病日益增多，最主要的症状就是眼睛痒，特别想揉眼睛，有时能把眼皮揉肿，眼科医生检查会发现结膜充血，双眼下睑和上睑可见大量的滤泡，呈现"铺路石"样外观，这是过敏性结膜炎特有的体征。引起过敏性结膜炎的原因常常与以下因素有关，如新装修的居室、居室内或者室外的花草、食品中的海鲜类等，特别是家养的宠物、铺设的地毯，会向室内散发大量的致敏物质。应该设法使宝宝远离致敏原，这样才能有效地防止过敏性眼病。

（4）视疲劳 随着科技的发展，电子产品越来越普及，它们在给人们带来便利的同时，也带来了许多负面影响。孩子由于过多地使用电视、电脑、iPad、手机等，出现不同程度的眼部不适症状，主要表现为眼睛干、痒、异物感，视物模糊，眼部酸痛等症状，即视频终端综合征。这主要是因为电视、电脑、手机等电子屏幕图像变化速度快、画面闪烁，长时间盯着看后可引起视觉中枢兴奋性增高，导致眼外肌持续收缩而痉挛，而眨眼作为反馈性的防卫动作相对增强，这是一种保护性反射，通过不断眨眼更新眼球的泪膜，维持视觉相对清晰。对于这种情况，应适当安排孩子的学习生活，让孩子连续近距离用眼时间不超过30min，并尽量减少电子产品的使用，同时应予准确的医学验光检查，发现明显影响视力的近视、远视或散光等应及时配镜矫正，减轻视疲劳。

（5）干眼症　有些孩子由于泪液分泌不足或者蒸发过快，引起干眼症，孩子会反射性地增加眨眼的次数以充分润湿眼睛表面而避免角膜过于干燥，这种情况下一方面需要避免带孩子去人多、干燥的地方，另一方面应该监督孩子尽量少看电子产品，还可以使用人工泪液类的眼药水以缓解干眼症状，进而改善眨眼频繁的表现。少数比较严重的干眼症，同时还伴有口唇干裂和全身皮肤干燥，应该到风湿免疫科就诊排除全身干燥综合征。

（6）微量元素缺乏性眨眼　神经元的营养主要依靠身体里的各种维生素和微量元素，部分孩子长期偏食挑食，体内某些营养素缺乏，导致神经肌肉的应激性增高引起神经功能紊乱。日常生活中应该鼓励孩子吃多种蔬菜水果，搭配鱼类和动物内脏，如猪肝、羊肝等等。如孩子体质弱、吸收差，可以口服神经营养类药物如维生素B_1、维生素B_{12}、肌苷等，并给予眼部局部热敷和按摩，以缓解症状。

（7）儿童抽动症　儿童抽动症是一种以身体多组肌群不自主抽动为主要特点的综合征。在眼部主要表现为频繁或不自主地眨眼，另外还可伴有其他部位抽动或复合性运动抽动，如皱眉、鼻翼扇动、歪嘴、耸肩等，以及注意力不集中和多动性行为改变，有的孩子还会发出怪叫声，甚至骂人、说脏话等。这种疾病会严重影响到孩子的正常生活、学习和身心健康，家长应尽早带孩子到小儿神经内科就诊并积极配合医生治疗，及时帮助孩子进行心理及情绪疏导，但勿操之过急，更切忌训斥打骂孩子，以免造成孩子的心理阴影反而加重病情。

总之，引起孩子眨眼频繁的原因是多方面的，治疗上也是因人而异的，家长一旦发现孩子有类似习惯时，应及早就医，以便对症治疗。另外，在治疗过程中，家长首先要消除因为自己的过分注意而造成的强化作用，对待孩子既要关心，也不能过于焦虑，更不要指责、谩骂，或过度地提醒，而是应该鼓励孩子多参加各种有兴趣的活动，养成规律的生活作息和良好的饮食习惯。

6. 宝宝眼皮上有包块是怎么回事？

宝宝眼皮上长包块是很常见的，主要原因是宝宝皮脂腺分泌旺盛或者没有注意眼部卫生造成的，眼皮的包块通常有两种情况，即麦粒肿和霰粒肿。二者都是眼睑部的疾病，极其相似，那么这两种病究竟有什么区别，这两种病治疗方法一样吗？

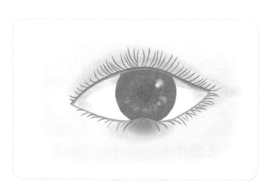

麦粒肿为细菌感染引起睑板腺或者毛囊的炎症，常见的感染细菌为金黄色葡萄球菌。根据受累腺体组织的部位不同分为外麦粒肿和内麦粒肿。外麦粒肿是睫毛毛囊所属的皮脂腺感染，俗称"针眼"。初起时眼睑水肿、充血，有胀痛和压痛，在近睑缘处可触到硬结。数日后硬结逐渐软化，在睫毛根部有黄色脓头，积脓一经穿破皮肤，向外排出，红肿迅速消退，疼痛亦随之减轻。内麦粒肿为睑板腺急性化脓性炎症。因睑板腺被牢固的睑板组织包围，病变较深，故眼睑红肿不很明显。腺体化脓后在充血的结膜面可隐见灰黄色的脓头，多突破睑板和结膜的屏障，而流入结膜囊，也有的从睑板腺开口处排出，个别的可穿破皮肤。脓液排出后，红肿即消退。如果致病菌毒性剧烈，则在脓液未向外穿破前，炎症已扩散，侵犯整个睑板而形成眼睑脓肿。

霰粒肿又称为睑板腺囊肿，该病早期可在眼睑上下皮肤上摸到黄豆或绿豆大小的硬结，无明显疼痛症状，也是一种好发于儿童的常见的眼部疾病，其发病原因是睑板腺的排出管道阻塞，其内的分泌物潴留，并对周围组织刺激产生肉芽肿。

霰粒肿和麦粒肿这两种眼病很容易混淆，但治疗方案不同，麦粒肿在发病早期应及时在医生指导下正规使用抗生素类眼药水和眼膏，如果麦粒肿已完全化脓，则需要及时到医院切开排脓。切记：一定不要自己随意挤压排脓，防止炎症扩散，引起眶蜂窝织炎、海绵窦静脉炎、脑膜炎等严重后果。麦粒肿是眼部细菌性炎症，平时要注意眼部卫生，教育宝宝勤洗手，不要用手揉眼等。对于霰粒肿需要给宝宝点眼药水的同时做眼部热敷，促进淤积的包块散开，并且教育宝宝不要偏食挑食，不要吃过于油腻刺激性的食物，鼓励宝宝多吃新鲜蔬菜水果。如果保守治疗一个月，包块没有明显缩小，可以考虑做霰粒肿切除术，通常情况下，12岁以下的孩子需要全麻，12岁以上的孩子局部麻醉。

7. 长了倒睫毛怎么办？

倒睫是指睫毛向角膜方向生长，造成倒睫的原因，有先天及后天两大类。先天性倒睫在出生后就有，通常下眼皮倒睫居多，婴幼儿睫毛多数纤细柔软，加之小儿泪液分泌较多，泪液也较黏稠，一般不会造成眼角膜的损伤，所以多数的小儿倒睫是无害的，但有少数宝宝倒睫的睫毛又粗又短，则可造成眼的损伤。后天性倒睫常常由于沙眼、睑缘炎、睑腺炎等眼睑疾病或外伤所致。倒睫的数量不一，可有一两根至数十根甚至全部倒长。因睫毛向后摩擦角膜，所以患儿往往会感觉到眼睛疼痛，有异物感，经常流眼泪，如果不及时处理，任其对角膜进行损害，有可能会造成结膜充血、角膜上皮角化、角膜溃疡等并发症。

治疗方面，因为婴幼儿脸庞短胖，鼻梁骨尚未发育，眼睑（俗称眼皮）脂肪较多，睑缘较厚，容易使睫毛向内倒卷，造成倒睫，不用特殊处理，可在眼红不适时涂抹眼药膏，等孩子长大到2～3岁以后会自然好转。3岁后不能自行恢复的，如果倒睫的数量极少，仅有一两根，可以酌情使用美容镊子将其拔除，如果拔除后不再生长即为治愈，但是一般小儿倒睫不主张拔除，因为拔除睫毛有时候还会再长，并且拔除的过程中可能会损伤毛囊和睑缘皮肤，造成睫毛乱生倒长和睑内翻，再生的睫毛会越长越粗。另外一种方法叫电解法，将睫毛之毛根以电解的方法破坏，使倒睫不再长出来，但电解可能无法很精确地破坏毛根，反而有可能伤到邻近正常的睫毛，造成其他部位的倒睫。

还可以采用眼睑矫正贴，即医用透明胶带，一头贴在靠近倒睫部位的眼睑皮肤上，利用机械物理作用，另一头牵拉眼睑皮肤，出现褶皱后固定，使倒睫外翻远离角膜，解除机械性摩擦。

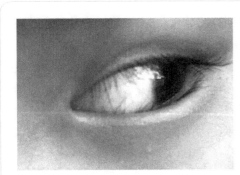
下睑近内眦部倒睫

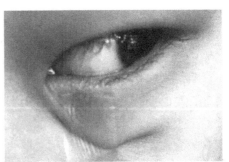
医用透明胶带矫正倒睫

如果倒睫的数量较多，前几种方法都不适用，最好的办法就是进行手术。手术方式可以采用缝线法，缝线法简单，出血少，恢复快，但是容易复发。另一种方法是切开法，如果是单纯几根倒睫，就沿睑缘灰线处切开，切除毛囊根部，避免再复发。如果是整个眼睑内翻引起的倒睫，则行眼睑内翻矫正术，手术有切口，出血，恢复慢些，但是手术效果维持较持久。

👁 **小知识**

眼睫毛

人眼的睫毛数，上睑为100～150根，下睑约为5～75根，长6～12mm。通常，儿童期的睫毛长，弯曲，好看。睫毛是不断更新的，它的平均寿命只有3～5个月。脱落后1周左右即可长出新的睫毛来，10周后达到最长长度。眼睫毛是眼睛的一幅"帘布"，既能遮住眼睛避免强光照射，也可防止尘土落入眼内。它和眼睑一起对角膜、眼球起保护作用。睫毛还能防止紫外线对眼睛的损害。假如睫毛向眼球方向生长，则会触及眼球，引起流泪、疼痛，日久可导致视力衰退。倒睫常由各种眼病引起。有了倒睫要积极治疗。预防倒睫主要是注意用眼卫生，以防眼病。

8. 水汪汪的大眼睛好吗？

孩子有一双水汪汪的大眼睛看着都让人喜爱。但是，水汪汪的大眼睛一定都健康吗？其实不一定，因为有些是病理性的。如果您的孩子的眼睛总是"水汪汪"的，那就要引起警惕了，您的孩子可能患有疾病——泪道阻塞。那么什么是泪道阻塞？小孩泪道阻塞的原因又是什么呢？宝宝在胚胎期间，在鼻泪管末端有一层半月形瓣膜（Hasner膜），这层瓣膜大部分在胎儿期或6月龄前慢慢萎缩，但有部分婴儿这层瓣膜没有萎缩，于是就把泪水流经的鼻泪管下口给堵塞了，或由于鼻泪管部先天性狭窄或鼻中隔畸形，泪液不能通过泪道引流系统正常地排到鼻腔而发生溢泪，叫泪道阻塞。泪水长期潴留在泪囊内，成为细菌繁殖的基地，久而久之，造成慢性泪囊炎，甚至泪囊积脓，这时，炎症反复刺激泪道黏膜，导致黏膜增厚，从而使纤细的泪道更加狭窄；再者，装有脓液的泪囊位于眼球旁边，犹如一颗定时炸弹，一旦眼部有创伤，病菌立即乘虚而入，后果不堪设想。因此，在患儿不哭的情况下也流泪时，家长应及时带孩子到医院就诊，早期行泪道冲洗可能会冲破Hasner膜而使得该病得到治愈，若冲洗不通则要行泪道探通术。但有许多家长因孩子太小而有所顾虑，其实不然，早期处理更易治愈，一旦形成严重的阻塞，造成顽固的泪道狭窄，治疗起来困难大，失败率及复发率高。

如果您的孩子有一双"水汪汪的大眼睛"，还可能与另一种疾病有关，那就是先天性青光眼。这是一种严重危害婴幼儿视力的疾病。若不进行早期治疗，将给患儿眼睛带来不可逆转的损害，造成终身视力残疾。宝宝的眼睛看上去又大又水汪汪，提示孩子可能有先天性的眼球房角发育不良，导致眼压升高。先天性青光眼患儿早期即有怕光、流泪等表现，逐渐出现眼球变大，但这些往往被家长忽视，到医院就诊的患儿多数已发展为晚期。即使进行手术治疗，也仅仅为控制病情发展。再者婴幼儿型青光眼发病越早，手术效果越差，患儿应长期随诊、定期复查，对孩子进行终身的治疗。所以，当孩子有一双"水汪汪的大眼睛"时，家长切不可沾沾自喜，应观察孩子是不是不哭的时候也流泪，是不是眼球或黑眼珠比同龄的孩子要大，是不是总是怕光等。当孩子有这些症状时，一定要尽早到医院检查，尽早诊治。

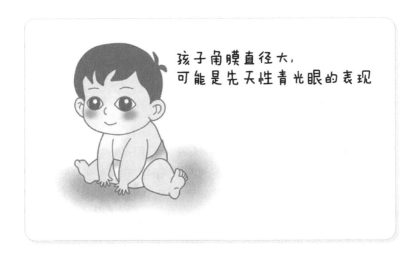

孩子角膜直径大，可能是先天性青光眼的表现

9. 眼睛进了异物怎么处理？

当孩子观察事物时，难免会有小虫、沙尘、睫毛等进入眼睛里。俗话说："眼里容不得沙子。"异物进入眼睛，眼睛就会睁不开、流泪、疼痛、怕光、十分难

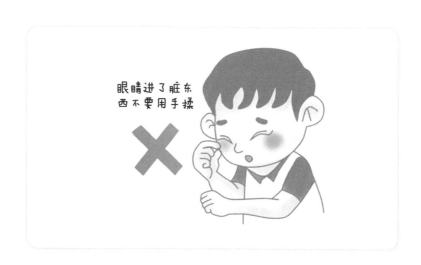

眼睛进了脏东西不要用手揉

受，这时，孩子自己会用手揉挤，想将异物揉出，家长一定要阻止孩子的这一举动，因为异物在眼里经过揉挤可能损伤到角膜，娇嫩的角膜可能被质地较硬的沙子磨出一道道划痕来，造成角膜感染，甚至角膜溃疡，以后再看东西的时候就会模糊不清。另外，揉挤还会使眼结膜充血、水肿，同时手上有许多细菌，揉眼时会把细菌带进眼里，引起炎症。

一旦有异物进入眼睛里，应当采取下列方法：

①异物进入眼睛便会引起流泪，因为眼球受到刺激，泪水就会过度地分泌出来，这时可以用手指捏住眼皮，轻轻拉动，使泪水进入有异物的地方，将异物冲出来。

②可以请人用食指和拇指捏住眼皮的外缘，轻轻向外推翻，找到沙子后，用棉签轻轻拨出，或者用淡盐凉开水慢慢地冲洗掉，注意翻眼皮时要把手洗干净。

③如果眼中的异物已经嵌入角膜，或者发现别的异常情况，千万不要随意自行处理，必须请医生处置。

④如果进入眼内的异物是石灰、强碱、强酸或是洗洁精等有刺激性的物质时，应立即用大量的清水仔细冲洗，然后立即到医院请医生处置。

给宝宝清洗眼睛的步骤如下：

（1）将宝宝的双手按住

眼睛会因遭异物入侵而产生不适。多数的宝宝难免会用手去揉眼睛，却因此造成更大的伤害，所以当怀疑宝宝因眼睛有"脏东西"而去揉眼时，首先须将孩子的双手按住，以阻止他再去揉眼睛。

（2）将宝宝的头部固定

为了防止稍后清洗宝宝眼部时，宝宝的头部可能会晃动而影响清洗，所以大人可以用手轻轻固定住宝宝头部。

（3）让宝宝向受伤的一侧倾斜

将宝宝的头部倾向眼睛受伤的这一侧（例如，左眼受伤，头部则向左面部倾斜）。

（4）准备好冷开水、汤匙

迅速准备一碗干净的冷开水（必须是经过煮沸的冷水）或纯净水。

（5）用冷开水冲洗眼睛

以汤匙盛水冲洗受伤的眼睛。但不能用自来水冲洗眼睛，这样容易引起细菌感染。特别提醒：若入眼的异物量大且污染重或是化学物品时，必须用当时、当地认为最干净的水源争分夺秒地冲洗，不能因为找不到"干净水"而延误抢救时间。

（6）闭起眼睛

待不适感稍稍缓和，可让宝宝试着闭起眼睛，并让泪水流出，希望借此让异物随泪水自然流出眼睛。

有条件的话最好选择请眼科医生来处理，毕竟经过专业培训的眼科医生处理眼睛异物更科学、安全、踏实！

10. 眼睛红是什么疾病？

宝宝突然眼睛红了，很多家长的第一反应就是"红眼病"。然而，眼科医生提醒，宝宝眼红未必都是红眼病，许多眼部疾病的首发症状都是眼睛红，让我们一起来看看引起眼睛红的疾病都有哪些。

（1）过敏性结膜炎

随着生活水平的提高、家庭卫生知识的普及，导致宝宝眼红的常见病因不再是细菌性结膜炎，而是过敏性结膜炎。过敏性结膜炎除了会引起结膜充血外，还可能引起眼痒。有的宝宝眼睛会有分泌物，分泌物呈黏液状有弹性、可拉丝，与红眼病的脓性分泌物有很大不同。如果在裂隙灯下看，许多宝宝的结膜上能看到大小不一的滤泡，有时多得像铺路石一样密密麻麻。除了眼部不适，有的宝宝也会出现流清水样鼻涕、鼻塞、鼻痒、打喷嚏等过敏性鼻炎的症状。因此，也有人称之为"过敏性鼻结膜炎"，许多家长看到孩子打喷嚏、流清鼻涕以为孩子感冒了，自行给孩子买感冒药吃，不仅不见好，还耽误了孩子的治疗。过敏性结膜炎是由于接触过敏性抗原引起的结膜面的抗原抗体过敏反应。患儿多因接触了花粉、尘螨、霉菌、动物毛皮屑等过敏原所致。这时候应该给宝宝用抗过敏眼药水。若宝宝还伴有全身症状，如皮肤痒、痛，还应该口服抗过敏药物。日常生活中，家长要注意让宝宝避开过敏原，随着宝宝年龄增长，机体免疫系统发育会日趋完善，这些不适会随之改观甚至消失。

（2）急性结膜炎

还有一种导致宝宝眼睛红的常见原因是急性结膜炎，也就是我们常说的"红眼病"。宝宝如果得的是急性结膜炎，除了会有结膜充血（即眼睛红）症状外，脓性分泌物也非常多，眼屎呈黄色。特别是早晨醒来，分泌物多到甚至睁眼都困难，需要用手扒开眼睛。不过，宝宝的视力是不会受到影响的。如果宝宝出现上述症状，家长可回忆一下，此前宝宝是否有过感冒，或游过泳，或有用手揉眼睛等不洁用眼行为。如果有，那大概率就是急性结膜炎了，最好带宝宝去医院诊断治疗。如果确诊为急性结膜炎，医生一般会给宝宝开具抗菌和抗病毒眼药水。回家后，宝宝的日常护理也非常重要。由于急性结膜炎有传染性，宝宝要单独使用洗脸盆和毛巾，毛巾用完后要放在阳光下暴晒，或煮沸消毒。家长要提醒宝宝勤洗手，患病期间不要去幼儿园或学校上学，防止交叉感染。

（3）虹膜睫状体炎

虹膜睫状体炎也是引起宝宝眼睛红的原因之一，虽说没有前两种疾病常见，但它提示宝宝机体免疫力异常或有其他疾病，更应引起家长重视。虹膜睫状体炎一般是非细菌感染引起的炎症，宝宝除了会眼红之外，往往还伴有眼痛、视力下降、流泪、怕光、眼压偏高等症状。当宝宝免疫功能异常时，一些其他的全身和免疫系统相关的疾病可能引起虹膜睫状体炎。医生可能会详细询问家长，宝宝有没有腹泻、有无口腔溃疡，甚至会检查宝宝的全身皮肤或开具更多检查项目。如果宝宝的炎症反应比较明显，医生一般会开具含激素的眼药水以及消炎镇痛的眼药水。还会为宝宝进行散瞳，以预防瞳孔发生粘连造成眼压增高。如果眼压高了，还要进行降眼压治疗。症状严重的甚至需要口服激素。

（4）结膜下出血

结膜下出血表现为黑眼珠旁边眼白上鲜红色片状出血，是由结膜小血管破裂造成，颜色鲜红，看起来比较吓人，宝宝一般不会感到任何疼痛不适，对视力也不会有影响。多半原因是眼部炎症、过敏致使宝宝用手揉眼睛或剧烈咳嗽、磕碰等机械性外力引起。通常对症处理消炎或者抗过敏治疗后，结膜下出血2周左右能吸收，不会影响视力和遗留任何后遗症。

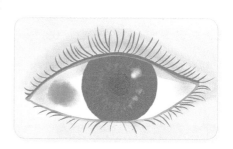

（5）巩膜炎

巩膜炎最主要的症状就是眼睛红、疼痛、

流泪。前部巩膜炎可呈局限性紫红色充血、局限性结节隆起，隆起不能推动，且压痛明显。巩膜炎是一种多因素、多诱因引起的非特异性炎症。一般浅层巩膜炎，只要治疗及时，视力及预后都较好，不会发生什么并发症。但深层巩膜炎或反复发作、久治不愈的顽固病例，如治疗不及时，或用药不当，常会引起不同程度的并发症，一般给予激素和非甾体滴眼液治疗。

（6）角膜炎

角膜炎主要的症状就是眼睛红、异物感、怕光、流泪，更严重的角膜炎检查时可发现整个黑眼珠旁边充血，角膜上可见灰色或白色病灶，角膜染色的时候能发现角膜表面有树枝状或者不规则形溃疡病灶，区分是细菌或病毒感染后，给予相应的抗感染或抗病毒治疗。

（7）干眼症

随着电子产品的普及，宝宝每天能接触到的电子产品越来越多，长时间盯着电子屏幕使宝宝眨眼过少，泪膜破裂，导致干眼症的发生，眼球缺少泪膜的滋润和养护，引起眼部干涩、疼痛。通常通过减少看电子产品，给予人工泪液滴眼液滴眼，能缓解干涩等症状。

总之，宝宝眼睛红的症状很常见，大多由以上疾病引起，一定要找到病因才能对症治疗。

11. 得了红眼病怎么办？

我们常说的"红眼病"又称急性结膜炎，是由细菌或病毒或者混合感染所引

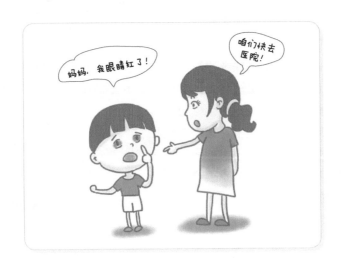

起的传染性眼病，夏秋季常见，主要通过接触传播。世界各地均有发病，是人类最常见的眼病之一。本病具有发病快、传染性强并可合并结膜下出血和角膜上皮损害等特点。急性细菌性结膜炎发病初期和轻型者眼睑轻度肿胀，结膜充血，角膜正常，结膜囊有大量分泌物。晨起结膜囊有黏稠分泌物或伴有眼睑不能睁开。较重者眼睑红肿明显，结膜充血更明显，分泌物更多，甚至结膜高度水肿。虽然这些症状很严重，但是一般不影响视力。

如果宝宝得了红眼病该怎么办呢？

①首先，我们应该去正规眼科医院就诊，不要自行在药店买药，因为儿童用药和成人用药有很大的不同，有些成人的药物不适合小儿，并且家长应该按照医生嘱咐按时点药。通常使用抗菌和抗病毒滴眼液，可能需要每小时点一次眼药，点眼的时候不要滴在宝宝黑眼珠上面，因为黑眼珠上神经分布非常丰富，角膜极其敏感，会导致宝宝不舒适，应该轻轻扒开下眼睑，滴在下眼睑的结膜囊内。

②宝宝一旦染上红眼病应进行适当隔离，不要串门，暂时不去幼儿园，不到理发店、浴室等公共场所，以免疾病蔓延，公共场合的细菌、病毒亦会加重自身眼部疾病。不要用脏手揉眼睛，勤剪指甲勤洗手，宝宝使用过的毛巾、手帕和脸盆要煮沸消毒，晒干后再用，最好为孩子准备专用的洗脸用具。饮食清淡，多食蔬菜、新鲜水果，保持大便通畅。多吃具有清热、利湿、解毒功效的食物，如冬瓜、苦瓜、绿豆、荸荠、香蕉、西瓜等。忌食葱、韭菜、大蒜、辣椒、羊肉、狗肉等辛辣、热性刺激食物。

总之，避免传染，注意卫生，规律用药，清淡饮食，急性结膜炎可防可治。

12. 上眼皮肿是什么原因？

上眼皮肿是一种常见的现象，人的眼睑皮下组织特别疏松，空隙也比较多，所以很容易潴留液体，发生水肿。眼皮水肿有一定的范围，向上不超过眼眉毛，向下不超过面颊，眼皮水肿的原因有发炎引起的和非发炎引起的。由发炎引起的，如眼部的麦粒肿（针眼）、丹毒、眼睑急性湿疹、结膜炎、角膜炎、急性青光眼、眼眶内的组织和眼球发炎、脑膜炎、副鼻窦炎以及眼部受到创伤和被昆虫叮咬等，都可以使眼皮发生水肿。非发炎引起的，如心脏病、肾脏病等，也可以使眼皮发生水肿。除此以外，还有内服或局部使用青霉素、阿托品或者磺胺类等药物发生过敏时，也会引起眼皮水肿。常见原因有以下几种：

（1）特发性神经血管性眼睑水肿

这种水肿是由于机体在激素影响下，毛细血管通透性增加，使血浆向组织间隙漏出，形成水肿。宝宝晚上休息不好，或者兴奋过度，喝水过多等因素都可以引起特发性神经血管性眼睑水肿。处理方法就是不熬夜，睡前少喝水，不看兴奋的电视电影节目，尽量不看手机电脑。

（2）睑腺炎引起的眼皮肿

眼睑有两种腺体，在睫毛根部的叫皮脂腺，其开口于毛囊；另一种靠近结膜面埋在睑板里的叫睑板腺，开口于睑缘。睑腺炎就是这两种腺体的急性化脓性炎症。引起睑腺炎的细菌多为金黄色葡萄球菌，不注意眼部卫生，用不干净的毛巾、手帕等擦眼，细菌侵入眼睑腺内，当身体抵抗力减弱时发病。炎症引起红肿热痛，渗出引起眼睑水肿。处理方法：应当到医院眼科，由眼科医生检查确诊后，给予消炎类眼药水或眼膏治疗，还可配合局部热敷，严重情况下可酌情使用全身消炎药。

（3）急慢性肾炎引起的眼皮肿

患有急慢性肾炎的患儿会有水肿，而水肿最早出现的部位是眼睑，是由于肾小球肾小管功能受损，对尿的过滤下降，导致全身的水肿，尤以清晨起床时最为明显，因为眼睑处组织松弛，加上晚上平卧体位，最易导致多余体液积聚而形成水肿，处理上主要是治疗原发病。

（4）过敏性结膜炎引起的眼皮肿

过敏性结膜炎是因为眼睛结膜黏膜组织接触了特殊致敏物产生过敏反应所致。致敏物就是能导致过敏的物质，医学上叫作过敏原。这些过敏原进入眼睛与结膜的肥大细胞上的免疫球蛋白E（IgE）结合，导致肥大细胞释放组胺，这些组胺会使局部小血管扩张，产生红、肿、痒的症状，渗出液渗透到疏松的眼睑皮肤组织中形成眼睑水肿。目前过敏性结膜炎的治疗，第一步是确定过敏原，并且立即去除过敏原，通常都能取得良好效果。然而大多数过敏性结膜炎并不一定能查出确切的过敏原，或是过敏原种类复杂，不易查出。这时首要就是改善生活环境，特别是空气质量或居处温度，以期使过敏原的影响减轻。当然身体健康状态的改善、规律的生活作息及健康合宜的饮食都能使身体对抗过敏发作的抵抗力提高，减少、减缓过敏发作。物理性治疗方式包括眼部冷敷，可通过降低眼睛局部温度、减缓过敏细胞活性、减少过敏化学物质释放来减缓过敏症状。

如果对眼水浮肿长期置之不理，时间久了，往往由于水肿部分的组织营养不良而发生结缔组织增生，使水肿永远不能消退，易使上睑形成肿眼泡，下睑形成眼袋。所以应及时请医生检查，以便针对原因进行治疗，只要找到病因，对症治疗，眼皮水肿就很快能消退。

13. 孩子有眼袋是怎么回事？

中老年人有眼袋大家都能理解，因为年岁大了，皮肤筋膜松弛了，不能很好地承担眼部脂肪的重量形成眼袋，但是儿童出现眼袋，家长不太能理解，其实孩子的眼袋也是身体皮肤紧致性下降的表现，它分为生理性和病理性两种。

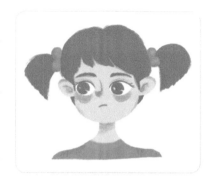

（1）病理性眼袋

眼部炎症，主要有结膜炎、睑腺炎、霰粒肿继发感染引起眼睑的肿胀，导致眼袋形成，治疗上需要在眼科医生的指导下点消炎的眼药水，晚上涂眼药膏。急慢性肾炎使体内多余的水分不能及时排出，从而引起体内水分潴留，影响眼部的循环，水肿形成眼袋，需到小儿内科对相关性疾病对症治疗。

（2）生理性眼袋

如果排除病理性的因素，出现的眼袋称为生理性的眼袋。中医里将易出现生理性眼袋的症状称为脾虚。脾虚的孩子往往有一定的特点，如脸色黄白、眼周青暗、鼻梁有"青筋"、体型瘦小，这样的孩子往往爱出汗、睡眠不好、易烦躁，最容易发生"食滞"。中医认为"四季脾旺不受邪"，所以用"健脾消滞"的方法可预防反复感冒，平时可以服用中成药"玉屏风散"，或用淮山、芡实、莲子、茯苓、白术、谷芽等煲汤饮用。

缓解眼袋的方法如下。第一，穴位按摩法：我们可以通过"打开"眼部穴位，来实行泄洪的计划。闭上眼睛，平躺在床上，用食指轻轻按压攒竹穴，也就是眉头下方的凹陷处，可以很好地缓解眼疲劳，帮助多余水分排出。第二，土豆法：土豆富含维生素A和B族维生素，具有保护眼睛的功效。将土豆切成薄片或捣成泥轻敷于眼周，10～15min后取下，再用清水洗净残余汁体。每2天做一次，能够减轻眼袋和黑眼圈。第三，冰敷法：用冰垫或冰冻的毛巾敷在眼睛上，令眼睛周围的血管收缩，帮助眼周肌肤消肿，也能抑制充血。第四，茶叶法：把泡过的茶叶包滤干，放在冰箱中片刻，取出敷眼。记住一定要滤干，才有消肿的作用。

14. 小孩有黑眼圈是怎么回事？

一般情况下，小孩子是不容易出现黑眼圈的，但是在门诊中也经常遇到家长

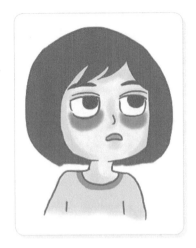

咨询关于小孩黑眼圈的问题。接下来，我们从医学的角度来分析一下小孩黑眼圈到底是怎么回事，先找出病因，才能对症治疗。

（1）遗传因素

有些人天生皮肤比较薄，眼眶周围的皮肤也很薄，皮下组织又特别少，当血流经过此处的大静脉，在特别接近皮肤表层下方便会出现蓝黑色的眼晕，称为黑眼圈，这种天生的黑眼圈随着孩子年龄的增长，皮肤变厚后能有所缓解。

（2）睡眠不足

小孩睡眠不足，疲劳过度，使眼睑局部充血，眼睛得不到休息，处于紧张状态，眼部的血流量长时间增加，导致静脉循环不佳，产生血液滞留现象。静脉血液携带较多的二氧化碳呈现出较深暗的血色，眼睛周围的表皮较薄，因此暗色会泛现于眼睛周围的皮肤上。

（3）体弱或久病

体弱久病或大病初愈的小孩，由于营养差，皮肤肌肉组织少，眼周皮下组织薄弱，皮肤易发生色素沉着，并极易显露在上、下眼睑上，出现一层黑圈。

（4）过敏

宝宝如果是过敏性体质，小时候易患湿疹，大些的时候容易出现过敏性鼻炎甚至是过敏性咳嗽或哮喘等问题。下眼睑发黑的现象是由过敏引起局部的血液循环不良导致的，下眼睑血运丰富，因而较明显。这类黑眼圈是过敏造成的，建议家长给孩子查下过敏原。

（5）鼻炎

有小儿专家表示，孩子眼部周围出现黑眼圈最有可能的原因便是鼻塞了。如果孩子的鼻子被堵住了，眼部周围的血管就会变粗，血液循环不良，静脉血液会堵在眼睛周围，因此形成明显的熊猫眼。

（6）肤色白皙

对于皮肤较白的孩子，他们的黑眼圈往往看起来比正常肤色的孩子更明显一些。这种情况下，无需紧张，孩子的黑眼圈并不与任何健康问题有关。

小孩黑眼圈怎么办？

（1）生活要规律

保证充足的睡眠，多运动，保持乐观情绪。睡眠要注意多仰睡不要俯睡，并尽量使用柔软的枕头。

（2）补充营养

补充富含维生素的食物，比如芝麻、花生、胡萝卜、鸡肝、猪肝、蛋黄、豆类、坚果等。多吃富含维生素的蔬果，比如橙子、猕猴桃、菠萝、樱桃以及绝大多数的绿叶菜，它们具有提亮肤色的作用；而辣椒因为能改善血液循环，也对改善黑眼圈有着一定的帮助。

（3）保证体内氧含量充足

经常进行一些有氧运动，使血管充分保持氧分，减少眼部毛细血管壁破裂的可能。

（4）眼圈涂点蜂蜜

洗脸后让水分自然干，然后在眼部周围涂上蜂蜜，蜂蜜有清热、消毒和收敛的作用。先按摩几分钟，再等10min后用清水洗净，水不要擦去，使其自然干，涂上面霜即可。

（5）土豆泥疗法

取半个新鲜的生土豆捣成糊状，在土豆泥里加入半个鸡蛋蛋清（具有清热和收敛的作用），搅拌均匀后直接均匀地涂在眼周围，15min后取下洗净即可。这个方法还可以做美白面膜来用，美白效果很好。

（6）多做眼保健操

多按摩眼睛周边穴位，增加其血液循环速度，对黑眼圈的减淡也有好处。

15. 结膜炎和角膜炎有什么区别？

结膜炎和角膜炎都是眼表常见的疾病之一。它们的症状有一些相似之处，都会表现为眼部不适或流泪、眼部分泌物增加以及充血，但它们也有实质性的区别。

（1）首先角膜与结膜部位不一样

角膜是构成眼球中央黑眼球的透明膜，是一个透明的无血管组织，光线由此进入眼内，使人们可以看到东西。结膜分为球结膜和睑结膜，球结膜是指俗称的白眼球表面的黏膜，睑结膜则是内衬于眼睑表面的结膜。所以，发生在角膜上的炎症为角膜炎，而发生在结膜上的炎症则称为结膜炎。

（2）症状不同

角膜炎的症状较重，充血以深层血管为主，暗红色，称为睫状充血，异物感更重，疼痛也更明显。这是由于角膜有丰富的神经末梢支配，角膜炎发作时，常常会有眼痛，并在眨眼时加重症状，这种疼痛会一直持续到炎症消退，同时还可伴有畏光。而单纯的结膜炎则表现为充血异物感、发痒、灼烧感等，往往不会有

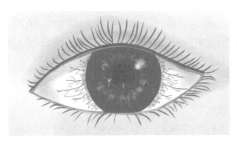

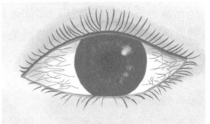

角膜炎　　　　　　　　　　　　结膜炎

疼痛和畏光症状。如果是细菌感染还会有较多的眼屎。

（3）临床上检查很容易区别开来

角膜炎可见角膜上有灰白色或白色病灶，用荧光素染色可以发现角膜炎表面着色，而结膜炎则不着色。治疗主要是病因治疗，去除病因，另外使用消炎药点眼及口服。

（4）病情与预后不同

角膜炎是一种严重的致盲性疾病，会导致不同程度的视力下降，这种眼病病程长，恢复缓慢，若不及时得到控制，会进一步发展成为角膜溃疡甚至穿孔，最终可能需要角膜移植。而单纯的结膜炎则不会影响视力。急性结膜炎即人们通常所说的"红眼病"，是由细菌或病毒感染所致，一般具有自限性，即使不治疗也可在 10～14 天内痊愈，用药后通常可在 1 周左右痊愈。但如果发展成慢性结膜炎就比较棘手，一般没有自限性，患者会有眼痒、异物感和视疲劳、轻度充血和有少量分泌物等症状，炎症持续时间过长还会导致结膜肥厚。虽然结膜炎相对来说病情较轻，但因为它和角膜相毗邻，炎症可能会向周围蔓延，导致角膜炎的发生。所以当出现眼红、眼痛或异物感等症状时，应当及时就医，并在医生的指导下合理用药治疗。

16. 眼睛痒是什么原因？

在临床中，很多孩子都会出现眼睛痒的症状，可能有如下原因。

（1）炎症：结膜炎、睑缘炎

结膜炎是眼科常见疾病，是结膜受病原体感染而发生的炎症。常见症状除了眼睛痒外，还有眼睛红、异物感、烧灼感等。早上起来的时候眼部多有分泌物，甚至有时候因为分泌物多且黏稠导致眼睛难以睁开。如果眼睛痒发生的部位不在眼球上，而在眼皮和眼角处，而且没有明显的分泌物，那么，宝宝可能是患上了睑缘炎，睑缘部位富有腺体组织和脂肪性分泌物，易沾染尘垢和病菌导致感染。睑缘炎主要是眼皮的边缘或内外眼角，接近于睫毛根部的部位发炎，主要症状为眼睑部有明显痒感、烧灼感。这种眼病一般病程较长，需坚持用药。

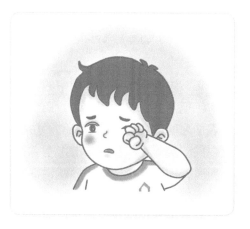

有屈光不正（近视、远视和散光）或卫生习惯不良的宝宝易患睑缘炎。

（2）过敏

导致宝宝过敏的因素有很多，如花粉、尘螨、动物的皮毛、新装修的家具、新买的有气味的玩具等，眼睛受到上述物质的刺激而发痒，导致孩子不断用手去揉眼。每年的三四月份和八九月份，因为眼痒到眼科就诊的孩子很多，同时还伴有鼻痒、流清鼻涕、打喷嚏等症状，这是季节性过敏所致。药品引起的过敏也很常见，有的宝宝是因为滥用眼药水或者服用了某种药物，导致眼睑出现水疱、丘疹，造成皮肤瘙痒难耐，甚至有烧灼的感觉，而且常常会导致眼皮红肿，此类眼部疾患患儿眼睑皮肤的改变，大多为全身过敏性反应表现之一。还有一种易引起发痒的就是接触性皮炎，接触洗发露、头发油等和一些特殊金属像铝合金等后，患儿自觉眼部发痒和烧灼感。急性者眼睑突发红肿，皮肤出现丘疹、水疱或脓疱，伴有微黄黏稠渗出液。出现这种情况，应立即去眼科就诊。一旦发生了眼部过敏所致的眼部发痒，最有效的方法就是立即停止接触过敏原，用凉水湿敷眼部，同时辅助抗过敏的药物治疗。

（3）视觉疲劳

不少孩子眼睛发痒，首要原因往往是长时间看电子产品，导致视力过度疲劳，引发视疲劳综合征。孩子在长时间看电子产品时，由于聚精会神而眨眼少，泪液蒸发快，使眼部有明显的干涩、发痒症状，对于此类眼睛发痒的患者，不能使用抗生素类的眼药水，而应该使用润眼的眼药水。其次，没有矫正的近视和散光，在孩子长时间看书或用眼的情况下，由于物像不能清晰地投射到视网膜上，导致眼部睫状肌不断调整企图看清物体，最终无果而引发视疲劳。最后，在强光下看书看报、接触有害气体、经常熬夜、睡眠不好等都会造成视疲劳，引发眼部发痒。因此，在日常生活中，要尽量避免这些能够造成眼部发痒的潜在因素，预防眼部不适症状的发生。

正常情况下，人眼结构中的泪腺可以分泌少量的泪液，以维持眼球与角膜的润滑，抵消正常的泪液蒸发。由于我们平时分泌的泪液很少，而且只在眼球与眼皮表面之间的微细空隙中流动，所以，我们不会对这些泪水产生感觉。然而，在眨眼的一刹那，眼球表面的泪水就被吸到眼泪的下水道——鼻泪管里去了。泪腺不断分泌泪水，鼻泪管不断排泄泪水，所以平时人是不会流泪的。只有当眼泪的产生突然变多超过流出的量或者流出通道受阻的时候才会表现出流眼泪的症状。

异常的流泪常见于以下原因：

（1）泪道狭窄或阻塞

孩子的泪道本来就比成年人狭窄，有的孩子患有先天性泪道阻塞，使泪水流出不畅导致流泪。一旦有流泪症状，应及时去眼科就诊，如确诊为泪道阻塞，应在局部抗生素滴眼液点眼的同时行泪囊区按摩，如果保守治疗效果不好，说明泪道堵塞严重或者狭窄，就需要进行泪道冲洗或泪道探通术。

（2）角膜炎、虹睫炎、青光眼

由于角膜神经丰富、敏感，许多眼病如角膜炎、虹睫炎、青光眼等影响到角膜的疾病都会引起流泪，对症治疗相应的疾病即可。

（3）干眼症

患有风湿免疫系统疾病或者干燥综合征的人群易患干眼症。长期看手机、电脑，眨眼次数减少也会引起干眼症。由于基础泪液分泌少，角结膜干燥而引起眼睛的干涩、烧灼和异物感等，这些症状同样也会刺激泪腺在短时间反射性地分泌

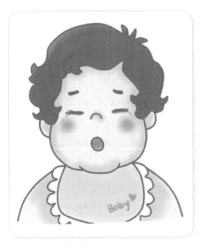

大量泪液，超出了泪道排出系统的负荷，引起阵发性流泪。应治疗全身相关性的遗传疾病，减少看电子产品，辅助一些治疗干眼症的滴眼液。

（4）倒睫

有的孩子上眼睑或者下眼睑有倒睫毛，睫毛倒长扫到眼角膜，角膜受到刺激引起流泪。一般小孩子的倒睫毛不建议拔除，因为孩子的睫毛柔软，不会造成太大的伤害，但如果是偶然一两根倒睫，导致角膜发炎或者是导致角膜上皮剥脱时可以拔除。如果是由于眼睑内翻引起的一排倒睫，则应该行眼睑内翻矫正手术。

（5）外部刺激

部分患儿由于泪腺受到外界刺激，如情绪激动大哭大笑，或是遇到冷空气、风的刺激，可反射性分泌很多泪液，而过多的泪液不能及时被泪道排出而流出眼睑外造成流泪的现象，这属于生理性流泪，去除外界刺激因素，将无此症状，所以无需治疗。

18. 孩子黑眼珠发白是什么原因？

眼球前表面我们肉眼能见的是角膜和巩膜，角膜是透明的，但因为角膜后面的虹膜呈深棕色，在光线的反射下，导致角膜看起来是黑色的，巩膜是瓷白色的。在门诊中，有时能观察到孩子的黑眼珠表面发白或者黑眼珠里面发白的现象。总结起来大概有这几种原因：

（1）角结膜皮样瘤

角结膜皮样瘤，是一种类似肿瘤的先天性异常，在组织学上并非真正的肿瘤，而属典型的迷芽瘤。其来源于胚胎性皮肤，肿物表面覆盖上皮，肿物内由纤维组织和脂肪组织组成，也可含有毛囊、毛发及皮脂腺、汗腺。病变一般侵及角膜实质浅层，偶尔可达角膜全层甚至前房内。肿物出生时就存在，随年龄增长和眼球发育略有增大。肿物多位于角膜颞下方，少数侵犯全角膜。外表如皮肤，边界清楚，可有纤细的毛发存在。较大者常可造成角膜散光，视力下降。中央部位的皮样瘤可造成弱视。如果肿瘤较小，不影响视功能和外貌，可暂时观察。如肿瘤增大，应手术切除。有的病例需行板层角膜移植，患儿经过治疗后，一方面改善容貌，更重要的是改善了肿物遮挡所引起的弱视，肿物切除联合板层角巩膜移植的手术方式是最理想的术式。手术前后应及时验光配镜，对矫正视力不良者应配合弱视治疗。

（2）角膜溃疡

角膜溃疡主要表现为患眼疼痛或同侧头痛，畏光流泪，视力障碍。因眼角膜感染发炎导致角膜变白，愈后遗留瘢痕，部分影响视力。一般情况下，积极治疗角膜的原发病，给予抗病毒或者抗感染眼药水、眼药膏治疗，大部分的角膜溃疡能治愈，角膜的白色病变能变淡甚至消失。如果角膜瘢痕呈半透明样或者不在瞳孔中心区，不用处理，但如果病情严重，保守治疗无效时，则应该行板层角膜移植，以达到恢复部分视力的目的。

（3）白瞳症

儿童白瞳症是多种眼病引起的一种常见临床体征，表现为瞳孔区呈白色、黄色或粉白色反光。单眼或双眼均可发生。

儿童期引起白瞳症的眼病主要包括视网膜母细胞瘤、永存性原始玻璃体增生症、早产儿视网膜病变、渗出性视网膜炎（Coats病）、硬化性眼内炎、星形细胞错构瘤、先天性白内障等。由于产生白瞳症的病因繁多，病变性质差异很大，治疗方法和预后也悬殊，故临床对白瞳症的诊断和鉴别极为重视。影像学检查对这组患者的诊断有一定帮助。

许多白瞳症是出生即有的，但是新生儿视力损伤仅靠外观不能显现，只能通过检查才能发现，而且新生儿眼病的治疗窗口期很短，因此及时发现及时治疗特别重要。① 有条件的医疗机构应在婴儿出生后就进行眼病筛查，主要筛查新生儿结膜炎、先天性白内障等需要尽早治疗的婴儿眼病；② 对于出生体重＜2000g或出生孕周＜32周的早产儿和低体重儿，易发生可致盲的早产儿视网膜病变，必须进行眼底筛查；③ 具有眼病高危因素的新生儿应当在出生后尽早由眼科医师进行针对性的眼部检查，高危因素包括家族中有遗传性眼病史、母亲孕期有病毒感染等感染史、新生儿出生后有连续高浓度吸氧史和眼部有大量分泌物等。

19. 出门怕光常见哪些疾病？

一般人从暗室里走到阳光下会感觉睁不开眼，这是因为在暗室里瞳孔是开大的，突然走到阳光下，进入眼内的光线一下子增多，人的本能反应就是立即闭眼，减少光线进入，这是正常的生理反应。但是有的孩子对光异常敏感，即使从亮处到稍微更亮一点的地方，或是一见光就不能睁眼，往往伴随如下疾病：

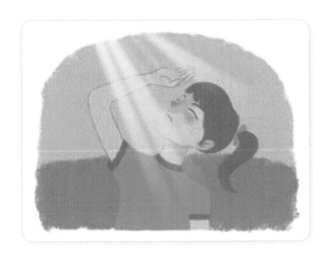

（1）角膜炎、虹睫炎、青光眼急性期

角膜神经丰富、敏感，这类疾病由于影响了角膜，对光异常敏感导致怕光。炎症类的眼疾应迅速至眼科就诊，在恰当的治疗之后即可改善眼睛怕光的情况。

（2）间歇性外斜视

间歇性外斜视的一个特征是患者常在阳光下喜闭单眼，其原因不明，可能是因为间歇性外斜视患者在户外注视远处物体时，缺乏近视标刺激集合，且明亮的光线闪烁视网膜，影响了融合功能，从而表现出不能控制的外斜。这时患者会闭上单眼避免复视和视混淆。临床上也观察到异常视网膜对应的患者中怕光的症状要比正常视网膜对应的患者多。

（3）白化病

白化病是一种常见的遗传性疾病，多为常染色体隐性遗传。患者体内缺乏合成黑色素特有的酪氨酸酶，导致皮肤没有黑色素合成。白化病患者都比较畏惧强烈的光线，经常在炎炎夏日，也不露出肌肤。眼白化病是一种X连锁隐性遗传性疾病。患者的眼部色素缺失，虹膜不同于正常人的眼睛，表现为蓝色或者灰色，所以，白化病患者的眼睛不能遭受较强烈光线的刺激，且还伴有眼球震颤、屈光不正、视力低常等缺陷。眼白化病患者在阳光下时，大量强烈的光线进入到患者的眼球内部，会导致患者出现光敏感，使得患者的眼睛无法正常注视任何物体。此类疾病造成的眼睛畏光因目前医学上无可以根治的方法，所以只能采取积极的防护措施，如外出时佩戴墨镜或帽子等遮阳的东西，室内的光线不宜过强等。

（4）干眼症

干眼症患者因缺乏足够的泪液滋润，对外界的刺激会较敏感，也会有眼睛怕光的情形，减少对眼睛不必要的刺激，在医师的指导下使用人工泪液，即可改善畏光情形。

（5）倒睫

倒睫是一种常见的小儿眼病，特别是比较肥胖的婴幼儿，如果家长发现宝宝经常揉眼或有怕光流泪等症状，应高度警惕，可能是宝宝有"倒睫"。睫毛倒向球结膜及角膜面，引起眼部并发症。轻者引起眼部异物感、眼睛红、流泪症状，宝宝会出现经常揉眼或频繁眨眼。严重者则会引起角膜炎，出现眼痛、怕光、流泪甚至影响视力。对于婴幼儿下眼睑内翻及倒睫，一般建议先观察，暂不需要治疗。因为婴幼儿睫毛相对细软，对角膜损伤不明显，而且多数宝宝随着鼻梁和眼部发育，下眼睑内翻程度会减轻，倒睫会逐步改善。期间也可以给宝宝每日向下牵拉下眼睑数次，帮助睫毛恢复正常生长方向。如果宝宝超过3岁，下睑内翻和倒睫没有明显改善，而且睫毛逐渐变长变硬，反复摩擦结膜及角膜，出现角膜上皮损伤甚至角膜炎，则需手术矫正。

突如其来的眼睛畏光发生，其实是一种眼睛的保护警讯，所以，当您发现宝宝眼睛有异常的畏光情况时，千万别轻易忽视它。

20. 为什么看了电焊眼睛会疼？

孩子睡到半夜突然醒来，跟家长叫嚷说眼睛疼，让家长手忙脚乱，不知道什么原因。等带着孩子急匆匆赶到医院，眼科大夫通过裂隙灯检查后，问是不是白天看了电焊啊，家长慢慢回忆起来，在路过建筑装修工地的时候，孩子的确是看了工人在操作电焊。不仅是电焊气焊的弧光，还有紫外线灯、烈日下的沙滩、雪山的日光反射都可产生大量紫外线而引起电光性眼炎。主要表现是眼痛怕光、眼睛难以睁开，犹如许多沙粒进入眼睛一样，视物很模糊，检查可见眼睑水肿，结膜充血明显，角膜部分上皮细胞脱落。

上述症状和体征是因为角膜在受到紫外线的照射后，角膜上皮细胞受到损伤、坏死、脱落，角膜上神经暴露，引起怕光、流泪等症状。电光性眼炎虽然病情来势凶猛，但预后较好。发病当时可滴用表面麻醉药（如0.4%盐酸奥布卡因滴眼液）1～2次，可立即消除眼痛症状，并滴用消炎眼药水以预防感染，随着结膜、角膜上皮的迅速修复，2～5天后即可痊愈。

为预防电光性眼炎，电焊工人操作时都会戴上防护面罩或眼镜，孩子在经过电焊作业工地的时候，尽量不要去看电焊光。此外，去高原、雪地或沙漠等日光反射比较强的地方，一定要做好防护工作，戴上防护眼镜。

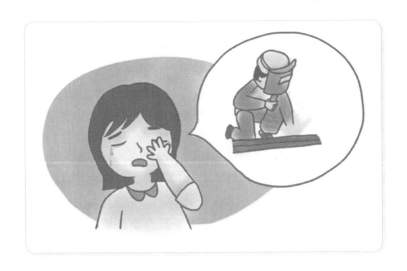

角膜

眼角膜由5层构成，分别是上皮层、前弹力层、基质层、后弹力层、内皮细胞层。角膜为屈光间质的重要组成部分，屈光力为43D（D为屈光度，1D＝1000度）。角膜没有血管，角膜代谢所需的氧气主要来源于眼表面的空气，其次为角膜缘血管网及房水，角膜上神经非常丰富，源自三叉神经眼支，这些神经从角膜周围进入基质层，穿过前弹力层后位于上皮细胞间，故炎症时角膜的刺激症状非常明显。

21. 上睑下垂什么时候治疗最好❓

上睑下垂指单眼或者双眼的上眼皮下垂，不能靠眼部上睑肌肉的力量提起上眼睑，有先天性和后天性之分。先天性上睑下垂，绝大多数是因提上睑肌发育不全或缺损，或因支配提上睑肌神经缺损而引起，为先天发育畸形，多为双侧，有时为单侧，可为常染色体显性或隐性遗传。后天性上睑下垂的原因有外伤性、神

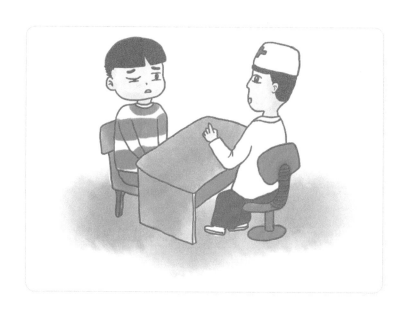

经源性、肌源性及机械性四种，其中肌源性者以重症肌无力引起者多见。还有一种少见的癔症性上睑下垂为癔症引起，双上睑突然下垂或伴有癔症性瞳孔散大。

上睑下垂一般根据典型的临床症状即可诊断，眼睑遮盖部分瞳孔，严重者瞳孔全部被遮盖。先天性重度上睑下垂还可造成弱视，为了克服视力障碍，双侧下垂者，因需仰首视物，会形成一种仰头皱额的特殊头位。无论从弱视治疗的角度还是孩子的特殊头位的矫正方面，都需要积极的治疗。通过测量眼往上往下看时上睑的活动幅度，将上睑提肌肌力分为3级：良好（8mm以上），中等（4～7mm），弱（0～3mm）。那么上睑下垂究竟什么时候治疗最好，是不是越早越好呢？

上睑下垂治疗的目的主要是改善外貌和防止遮盖性弱视导致视力减退，应针对病因治疗。先天性上睑下垂如果影响视力发育，上睑已经遮盖大部分瞳孔，或者引起明显的异常头位时，应早期手术矫正。如果是轻度上睑下垂，不影响视力发育，可等孩子大一些，能更配合手术的时候选择手术改善外观。单侧下垂遮挡瞳孔者应争取早期手术，以防形成弱视。具体原则大致如下：① 一般先天性上睑下垂，3～5岁后手术。② 严重的先天性上睑下垂，1岁左右手术。③ 外伤性上睑下垂：伤后1年，病情稳定后手术。④ 神经源性上睑下垂：对于后天性的上睑下垂比如肌源性或麻痹性上睑下垂可应用三磷酸腺苷、维生素B_1或新斯的明等药物治疗，病情稳定6个月后无效时再慎重考虑手术。

 小知识

眼睑

眼睑位于眼球前方，分上、下眼睑，眼睑间的裂缝称睑裂。眼睑由皮肤、结缔组织、肌肉、腺和结膜组成，是保护眼球的重要结构。眼睑的游离缘称睑缘，是皮肤和黏膜的交界，有2～3列睫毛，并有腺的开口。

22. 单眼红肿怎么办？

孩子眼睑红肿特别常见，单眼红肿较双眼红肿更常见，常见如下原因：

（1）麦粒肿

麦粒肿俗称针眼，是由各种原因导致的皮脂腺或睑板腺的急性化脓性炎症。

其发病原因主要与机体抵抗力下降、眼睑腺体发育障碍、细菌感染等有关。早期麦粒肿可局部使用抗生素滴眼液来缓解症状；当炎症得到控制，脓液积聚形成小脓肿后，可行脓肿切开引流术。

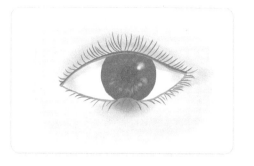

（2）过敏

孩子的眼睛接触到花粉、毛绒玩具、家长的化妆品或孩子看电子产品时间过长等都可能引起眼睑红肿过敏的现象。脱离接触物品，使用抗过敏的滴眼液能缓解或治愈。有过敏体质的孩子会在眼部过敏的同时出现鼻子、皮肤等过敏症状。增强体质、提高自身免疫力是治疗的根本。

（3）霰粒肿继发感染

霰粒肿是在睑板腺排出管道阻塞和分泌物潴留的基础上而形成的睑板腺慢性炎性肉芽肿，又称睑板腺囊肿，是一种常见病，儿童和成人均可患此病。该病进展缓慢，可反复发生。在眼睑上可触及坚硬肿块，但无疼痛，表面皮肤隆起。合并急性感染后，霰粒肿会出现红肿热痛类似麦粒肿的表现，肿块会进一步增大，如果硬块过大压迫眼球，会引起发炎感染，或视力下降和散光。治疗上同麦粒肿，抗炎治疗，久治不愈者需手术切除。

（4）角膜炎或者角膜异物

角膜炎眼部有异物感，眼疼痛、畏光症状比较强烈，支配眼部的三叉神经受到刺激引起眼睑神经源性水肿，这种水肿多半为单纯性水肿，不像睑腺炎一样红肿热痛明显。

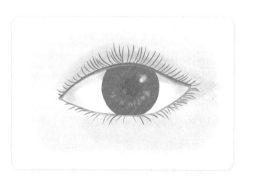

眼内进异物后，眼睛会有磨痛、怕光、流泪等类似角膜炎的症状，也会有眼睑神经源性水肿。治疗上取出异物后，局部滴消炎的眼药水或涂抹眼药膏。

（5）眼眶蜂窝织炎

最常见为眶周围结构炎症蔓延，占全部病例60%～84%。主要为鼻窦炎症侵及眶前部组织，筛骨板很薄，为0.2～0.4mm，并且有血管、神经穿过，因此筛窦炎症容易扩散入眶，其次为额窦、上颌窦及蝶窦炎症；牙周炎及根尖炎引起上颌窦前壁脓肿，向上波及眼眶；栓塞性静脉炎经翼静脉丛进入眼眶；面部及眼睑疖肿、丹毒治疗不及时炎症蔓延至眶隔前软组织；急性泪囊炎向眼眶蔓延。眼眶蜂窝织炎相对而言是眼部疾病中比较凶险严重的一种疾病，治疗上采取局部加全身抗感染治疗。

23. 眼部周围血管瘤需要治疗吗？

经常在门诊中看到家长带着宝宝来咨询，说孩子的眼睛边上长了一块红斑，凸出皮肤表面，询问以后能消失吗？需要药物或者手术治疗吗？通常不凸出皮肤面的红色斑块称为毛细血管斑，一般随时间推移会自行消退。凸出于皮肤表面的红色斑块叫血管瘤。血管瘤，是先天性良性肿瘤，多见于婴儿出生时或出生后不久，它起源于残余的胚胎血管细胞。

根据病变发展的过程血管瘤分为增殖期、消退期、消退完成期。这一典型特点是其区分脉管畸形的重要依据。虽然大多数血管瘤能自行消退，但增生与消退速度并不相同。

增殖期血管瘤最初的表现常为苍白色斑，随后即出现毛细血管扩张，其周边绕以晕状发白区。婴幼儿在出生后1年内表现出两个典型的快速增长期，第1个快速增长期在出生后4～6周，第2个在4～5个月。血管瘤在这两个时期快速增长，表现出相应的临床症状，如触痛、溃烂、出血等。血管瘤的临床表现取决于病变发生的部位、大小和病变所处的时期。较表浅的增殖期血管瘤常表现为鲜红色的斑或结节状病损，较深的病变表面为青紫色或无颜色变化。

消退期通常在出生后的1年末（12～14个月），瘤体生长速度减慢。病变从增殖期到消退期的转变是一个渐进的过程，进入消退期的前兆是瘤体生长速度明显减慢，质地变软。皮肤或皮下的血管瘤进入消退期后，瘤体色泽由鲜红色向暗灰色转变，瘤体逐渐消退缩小。一般认为5岁以内的自然消退率为50%～60%，7岁以内为75%，9岁以内可达90%以上。多数病例的消退期为2～5年。

眼部周围的血管瘤，很大程度影响了孩子的美观，或对眼睑、睫毛等组织有所损害，相对于全身其他地方的血管瘤，需要积极治疗，那么有哪些治疗方法呢？

（1）光敏剂激光治疗

将光敏剂（海姆泊芬）通过静脉途径注入体内，光敏剂经静脉注射后立即在血液中形成浓度高峰，并被血管内皮细胞迅速吸收，而表皮层细胞吸收很少，因此光敏剂的分布在血管内皮细胞与表皮层细胞间形成明显的浓度差。此时给予穿透表浅、可被血管内皮细胞选择性吸收的特定波长的光照射，使光敏剂产生单态氧等光毒物质，使富含光敏剂的患部扩张畸形的毛细血管网被选择性破坏，而覆盖于扩张畸形毛细血管网上的正常表皮层因不含光敏剂不受损伤，位于扩张畸形毛细血管网下的正常真皮深层组织则因激光穿透浅、难以达到有效激发量而得到保护。另外光敏剂在体内分布迅速，清除较快，不易蓄积，是一种安全有效的治疗方法，但是此种方法可能不易彻底，有复发和残留的可能性。

（2）手术治疗

在病变较局限时采用手术等治疗基本可较彻底消除病变，手术也不致引起较严重的面部畸形，但是如果瘤体较大，此时切除后可因大面积组织缺损导致严重术后畸形，甚至可由于波及重要结构而不能根治。有的瘤体随时间推移逐渐增大，某些血管瘤可突然破裂，造成致死性大出血，此时手术需要慎重。

总之，眼部周围血管瘤是一种良性疾病，应在医生的指导下，积极选择最佳的治疗方式，在充分准备的情况下进行治疗。

24. 什么是色盲？

色盲在我们的生活中比较常见，很多小孩一生下来就是色盲，一般都是对红、绿这两种颜色没有正确的判断力，这让家长很困惑，色盲到底是什么原因导致的呢？下面就一起来了解一下造成色盲的原因。

色盲多为先天性遗传所致，少数为视路传导系统障碍所致。一般是女性传递，男性表现。根据统计，男性色盲患病率约为5%，女性约为1%。有先天性色觉障碍者，往往不知其有辨色力异常，多为他人觉察或体检时发现。凡从事交通运输、美术、化学、医药等行业工作人员必须有正常的色觉，因此，色觉检查就成为服兵役、就业、入学前体检的常规项目。

色盲是指缺乏或完全没有辨别色彩的能力。通常所说的色盲多指红绿色盲。面对五彩缤纷的世界，人们到底是如何感知它的呢？原来在人的视网膜上有一种感光细胞——视锥细胞，它有红、绿、蓝3种感光色素。每一种感光色素主要对一种原色光产生兴奋，而对其余两种原色光产生程度不等的反应。如果某一种色素缺乏，就会产生对此种颜色的感觉障碍，表现为色盲或色弱（辨色力弱）。色盲又分许多不同类型，仅对一种原色缺乏辨别力者，称为单色盲，如红色盲，又称第一色盲，比较多见；绿色盲，称为第二色盲，比第一色盲少些；蓝色盲，即第三色盲，比较少见。如果对两种颜色缺乏辨别力者，称为全色盲，较为罕见。理论上全色盲的人的眼里应该只有黑白，但是事实并非如此，有趣的是红色盲的人照样能分辨出红色信号灯，同样绿色盲的人也能分辨出绿色信号灯，这是为什么呢？这是因为单色盲的人对于三原色是能分辨的，但对于如橙色、淡黄色等复合色就分不清了。

另外一种色盲是后天性眼病变引起的。眼的各种病变，如屈光间质、视网膜、视神经、视中枢患有疾病，都会引起色盲、色弱，其中以色弱为多。要治好后天性的色觉障碍，前提是要先治好眼病。

随着研究的发展，有学者发现，印花布工人的色觉辨别力比正常人高200倍，于是认为色弱还与后天各种色泽刺激缺乏有关。国外一学者曾做过动物实验：将一组动物放在黑暗环境里喂养，另一组放在明亮并有各种色光刺激的环境里喂养，待动物长大后测定视力色觉时发现，在黑暗中长大的一组与在明亮环境中长大的一组相比，视觉和色觉敏感性明显减弱。虽然色盲目前来说没有有效的治疗方法，但是通过训练能提高色觉敏感度，随着医学水平的不断提高，相信很大一部分色弱患者是可以完全康复的，许多色盲家族通过基因干预，能尽可能避免遗传给下一代。

25. 视疲劳的表现有哪些？

我们常听说上班族看手机、电脑多了导致视疲劳，孩子也会有视疲劳吗？什么是视疲劳，导致视疲劳的因素有哪些呢？

视疲劳（asthenopia）一词是由希腊语的表达法衍生而来的，原文的意思是指"weak eye"（眼无力）。一般是指用眼工作时产生的主观症状的综合征。眼睛疲劳主要在近用眼时才出现，症状表现是多种多样的，轻者用眼时感到眼部不适，眼球或其周围疼痛，鼻根部或颞部酸胀，视物模糊，眼发干、有压迫感和灼热感，怕光，有复视和流泪等感觉；重者有明显的眼痛、眩晕、恶心、呕吐、盗汗、面色苍白、心动缓慢、颈部肌肉紧张、肩部疼痛等全身症状，还可能有嗜睡、精神萎靡、失眠和记忆力下降等症状。就孩子而言，主要表现是注意力不集中，不能坚持坐下来静心学习。

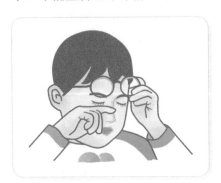

除了长时间近距离用眼易导致视疲劳外，还有如下原因可能导致症状加重。

（1）屈光因素　屈光不正和调节过度是引起视疲劳的基础，建议用光学矫正的办法治疗视疲劳。相关调查分析发现，由于屈光不正或老视所致的视疲劳占90%，说明屈光不正是视疲劳的最主要因素。不同的屈光状态产生视疲劳的机制不同，远视眼需要运用比正视眼更多的调节力，以致增加睫状肌的负担引起疲劳。高度近视眼，因调节与集合比例失调而产生视疲劳。散光的径向差及两眼屈光参差可引起调节不一致，也会引起视疲劳。人到了一定的年龄后，调节力逐渐下降，持续用眼使之过度调节，很容易出现视疲劳。

（2）调节异常　远视眼、散光眼、假性近视、双眼屈光参差等，会过度动用调节而引起调节痉挛，表现为眼的近视化或近视加深，易发生视疲劳。

（3）辐辏异常　过度使用调节力，势必伴以过度的辐辏；近视眼在看近时，也需要较多的辐辏，从而加重了内直肌的负担，引起视疲劳；此外，辐辏功能发育不全，瞳孔距离较大，真性近视眼长期未被矫正等，均可因辐辏功能不足而出现视疲劳。

（4）两眼平衡失常　隐斜患者注视物体时，需要通过"矫正性融合反射"，方能保持眼球的正位，故可引起视疲劳。眼肌有时因运动失调而引起间歇性的隐斜，由于视觉的大脑功能反射作用，通过额外的神经肌肉运动进行调节，并出现隐匿性的眼肌痉挛性疲劳。两眼不等像视：由于屈光参差、单眼无晶状体眼及某些眼底病等可以使两眼视网膜影像存在大小差异，这种差异在一定范围内（＜5%）可以通过中枢融像机制予以融合代偿，形成双眼单视。当像差超过中枢代偿能力时则形成两眼不等像性复视，引起视觉干扰，产生视疲劳。

（5）眼部疾病　患结膜炎、角膜病变时的刺激症状可引起或加重视疲劳。麦粒肿、霰粒肿等压迫眼球引起的不规则散光也可引起视疲劳。青光眼时眼压高，干眼症、眶上神经痛以及副鼻窦炎都可引起视疲劳。

（6）环境因素　照明强度不足、过强，照明分布不均及光源闪烁不稳定和有色光源照明等都易引起相当程度的视觉干扰和心理不适而导致视疲劳。被观察目标过小、过细或注视目标的不稳定，都增加了调节和集合的紧张性，是引起视疲劳的重要外在因素。处于一个喧嚣、嘈杂、空气不新鲜或有刺激性异味或化学气味的环境中，常常增加疲倦感和心理干扰而出现视疲劳。写字时桌椅高低不合适，工作或阅读距离过近，阅读姿势长期不正确；过度靠近电脑屏幕，头部向前倾，颈部肌肉用力，很容易造成工作劳累，加重眼睛的疲劳。

（7）营养因素　滋养眼部的营养素有维生素A、β-胡萝卜素、叶黄素、花青素等。有些儿童严重偏食，营养不良，也可引起视疲劳。

（8）人为因素

①眼镜验配不准确：如果眼镜度数配得不正确或者因为镜架的扭曲变形，导致瞳距不正确，都可能因此加重眼睛的负担及眼睛疲劳的症状。

②准分子激光手术后遗症：激光手术后眼睛特别容易累，是因为过去的近视以及长期佩戴眼镜，使眼球内睫状肌的调节控制能力下降，肌肉的力量也减弱，

眼睛经过不断的锻炼和适应后视疲劳会逐渐好转。

③ 视频终端综合征：各种电子产品屏幕发出炫目的亮光，闪烁跳动的画面，加上文字密集、间距狭窄，会使眼睛过度紧张，长时间观看电子产品会导致眼干、眼酸胀、头痛甚至肩颈部肌肉僵硬等症状，这些症状称为视频终端综合征。

近几年，我国患视疲劳的人数呈几何级数增长，并且年龄越来越小，开始有许多的儿童也加入这个大军中。有了视疲劳症状后，主要是休息双眼、放松远眺、矫正屈光不正、治疗眼部疾病、纠正斜视、尽量避免使用电子产品、合理饮食、保证睡眠等，视疲劳可防可治。

26. 黑眼珠出现铁锈环是什么病？

有的孩子黑眼珠上面有一圈铁锈环，这是一种家族遗传性疾病，叫作肝豆状核变性，为常染色体隐性遗传。该病的发病机制是身体里面的铜代谢障碍。正常人从食物中摄取微量的铜，由肠吸收入血，与血清蛋白疏松地结合后进入肝脏，其后大部分铜都由尿便排出。只有极少量的铜与血清蛋白结合，形成铜蓝蛋白，维持人体的需要。但是，肝豆状核变性患者铜排泄量明显减少，患者肝脏合成铜蓝蛋白亦减少，铜大多沉积于肝、脑、肾组织，而引起相应的器官损害。

肝脏病变常早于神经系统症状出现之前，最常见的首发症状为儿童肝病，主要有以下临床表现形式。① 慢性肝炎：此类情况诊断较为困难，经治疗预后较好。② 肝硬化：主要症状为乏力、食欲减退、黄疸、腹水、脾大和消化道出血。早期患者症状往往表现轻微，肝功能轻度异常，或无任何异常表现。③ 神经及精神症状：精神症状早期可见智力减退、成绩下降、注意力不集中等，晚期可有幻觉及智力明显下降，呈现痴呆。情感、行为或人格异常相当多见。早期起病者多以肌张力障碍或帕金森综合征为主，伴腱反射亢进，晚发型者多表现严重震颤、舞蹈病或颤搐。症状多逐渐进展伴缓解与加重期，年轻患者可迅速进

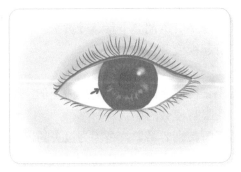

展。④ 角膜色素环（K-F环）是本病特征之一，位于角膜与巩膜交界处，在角膜内表面上，呈绿褐色或暗棕色，宽约1.3mm，是铜在后弹力层沉积而成，明显者肉眼即可看到。轻度者需用眼科专业裂隙灯才可检出。大多数患者出现神经症状时，就可发现此色素环。

对具有典型症状和K-F环、血清铜

蓝蛋白低下的患儿即可作出本病诊断。早期无症状患儿的诊断可根据条件选用各项生化检测：① 血清铜蓝蛋白（CP）和铜氧化酶活性测定；② 血清铜。

　　肝豆状核变性的治疗主要是防止铜盐蓄积和促进体内铜盐的代谢，以维持铜代谢的负平衡。治疗方法：① 减少铜的摄入，如低铜饮食，药物减少铜的吸收和增加铜的排出，治疗越早疗效越好，症状前期患者也需及早治疗；② 肝移植术或者基因治疗。

第二章
近视、远视、弱视及斜视

27. 眼睛是怎样看到东西的❓

用最简单的例子来解释眼睛看到东西的基本原理：我们可以把眼睛看作是一台照相机，巩膜（俗称眼白）就相当于照相机的外壳，巩膜里面还有一层黑色的色素膜，使整个眼球形成一个黑暗的空间，就像照相机的暗箱。角膜（俗称黑眼珠）就相当于照相机镜头的透明前玻璃，瞳孔相当于相机的光圈。黑眼珠再往里依次是透明的房水和晶状体，晶状体就好像照相机的变焦镜头，可以用来调节焦距，使忽远忽近的图像都能对焦清晰。晶状体后面是玻璃体，就像透明的果冻

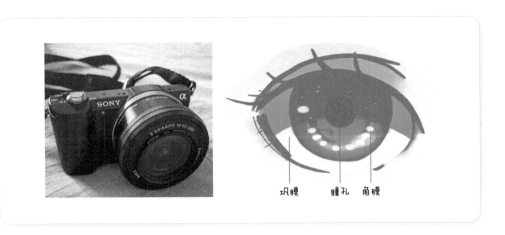

巩膜　　瞳孔　角膜

一样充填在整个眼球里。再后面紧贴玻璃体后方的就是视网膜，视网膜相当于照相机的胶卷底片。被摄景物反射出的光线通过照相机镜头进入相机，再通过光圈调整明暗、聚焦等一系列光学成像原理使被摄景物在暗箱内的感光胶卷上形成潜像。

与照相机原理一致，自然界的物体在光的照射下反射出的光线进入眼睛，经过眼球内一系列透明屈光系统（角膜、房水、晶状体、玻璃体）的折射，在视网膜上清晰成像，这也称为眼的屈光作用。

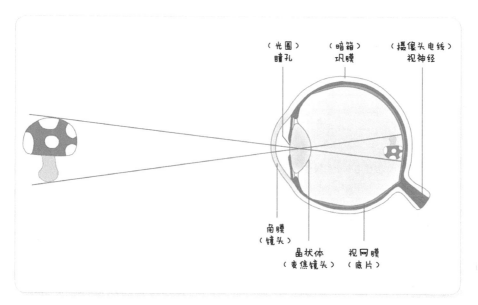

简单的照相技术与眼睛的功能是远远无法相提并论的。类似照相机的这些功能仅仅是眼睛作为视觉器官的感受部分，视网膜成像后还需要视网膜把光的刺激变成神经冲动，随后还有一系列复杂的神经传导直至颅腔内大脑枕叶的视觉皮质中枢。我们还可以把眼睛比作一个电灯泡，电灯泡自己是不会亮的，除了它自身的结构和功能外，还必须有电线传导和电源等，眼球后的视神经及通向大脑的视路就好比电线传导，大脑视觉皮质中枢就好比电源或发动机。这一系列环节中的各种组织和功能必须都正常才能完成眼睛视物的整个过程，任何一个环节有障碍都会影响眼睛精准地看到东西。

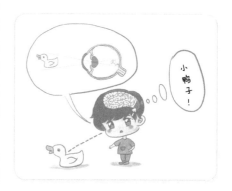

总之，眼睛要看清楚外界的物体必须具备三个条件：屈光系统完全透明、正常的屈

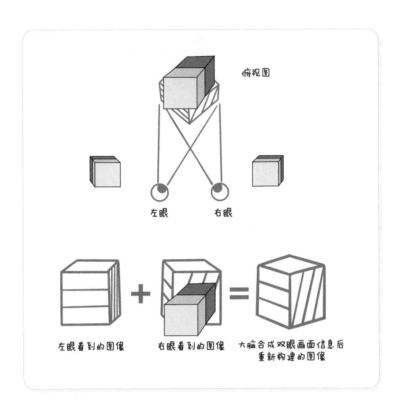

俯视图

左眼　　右眼

左眼看到的图像 ＋ 右眼看到的图像 ＝ 大脑合成双眼画面信息后重新构建的图像

光折射并在视网膜上清晰成像，以及整个视觉分析系统完整且功能正常。

需要特别指出的是，我们都有两只眼睛，一个外界物体的像分别在两眼视网膜上形成两个像，两个神经兴奋传导入大脑，大脑高级中枢会把这两眼的视觉信号分析、融合成一个完整的具有立体感的知觉印象。这是高级的双眼单视功能，是人类认识环境的一种最高级、最完善的功能。

如果双眼不同时"工作"，就不会产生立体视觉，无法感知物体的远近、高低、凹凸感及三维空间深度知觉，会影响抓取物品的准确性，也会影响走路、上下楼梯、开车，甚至造成认知功能障碍。没有双眼视固然也能生活，但是双眼视带来的安全感、3D画面的多种美妙是仅凭单眼无法体会的。拥有了双眼立体视，我们才能准确地知道东西在哪，距离我们有多远，才能看到更加美丽的世界！

28. 宝宝的眼球和成年人有什么区别？

与机体的其他器官相比，新生儿出生时眼球的大小更接近成人。成人颜面部大约为头颅的1/2，眼眶呈四面锥形，新生儿颜面部仅为头颅的1/3，所以新生儿眼眶的体积也相对较小，且呈三面锥形，眶腔较浅，眶下裂比较宽大。眼眶的发育和眼球及眶内容的发育增大同步进行。

成年人眼轴长度平均为24.8mm，垂直径平均为23mm，水平径平均为23.5mm，眼球外形略呈水平椭圆形，容积为6.5mL。

新生儿的眼球未发育到成年人的大小，质量仅为2.3～3.4g，容积仅为2.6mL。眼轴的长度平均为17.1mm，和成年人相比眼球外形更趋于竖椭圆形，呈不对称地向后外方膨出。出生后第一年眼轴增长最快，平均增长2.5～3.5mm，眼轴长度平均为20.6mm。在随后的几年中，增长速度下降，1～2岁眼轴长度平均为21.5mm，2～3岁眼轴长度平均为21.9mm。大约5岁时眼轴长度达到成人水平。5～15岁是眼轴缓慢生长期，眼轴增长甚微，只增长1mm，眼球大小基本如成人。青春期眼轴基本稳定，不再生长。

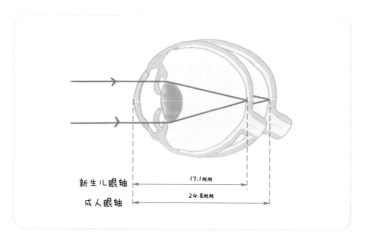

从出生到成人，人体的体积增长21倍，而眼球只增长3倍，且其70%是在4岁之内完成的。

出生后眼球质量增长3.2倍，脑质量增长3.75倍，而体重则增长20倍，眼球质量与身体其余部分质量之比，在出生时为1：419，而成人则为1：4832（见表2-1）。

表2-1　眼球数据

项目	新生儿	成人
眼轴长度/mm	17.1	24.8
眼球容积/mL	2.4	6.5
眼球质量/g	3	7.5

人体各个生长发育阶段，眼球各部分的生长速度并不平衡，前部增长幅度较小，生长速度缓慢；后部增长幅度大，生长速度快。

宝宝的角膜（黑眼珠）出生时水平直径一般为9.0～10.5mm，平均为9.8mm。垂直直径可大于水平直径，一般为9.9～10.5mm。出生后1～2年可达到成人大小（12mm）。角膜直径的变化伴有角膜弯曲度的改变。婴儿的角膜弯曲度比成人陡峭得多，大多数研究支持出生后一年内角膜弯曲度迅速下降，新生儿的角膜曲率为48.06～47.00D，10～20岁角膜继续变平，20岁时角膜曲率平均为42.00D（表2-2）。瞳孔开大肌在出生时未发育完全，5岁时才发育完成，因此新生儿瞳孔开大作用不足，瞳孔较小。新生儿眼底呈"椒盐状"改变，直至出生后6个月才近似成人。出生时黄斑部的分化明显落后，出生后4个月，黄斑中心凹发育完全。

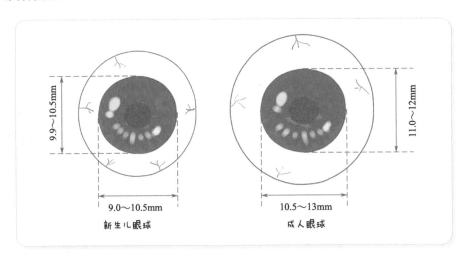

表2-2　角膜数据

项目	新生儿	成人
水平直径/mm	9.0～10.5	10.5～13
垂直直径/mm	9.9～10.5	11.0～12
角膜曲率/D	48.06～47.0	42

29. 儿童的视力发育有哪些特点？

出生时视觉器官仅是解剖结构的发育完成，刚出生的宝宝眼睛是看不清的，他们的视力只有光感，视力是出生后在看到的外界环境不断刺激下才慢慢发育完善的。光觉和光线折射所形成物像的形觉刺激是视力发育的必备条件。如果出生后一直处于黑暗环境中无光觉刺激，或由于先天性白内障、重度上睑下垂、屈光不正等失去形觉刺激将会影响视力的正常发育。

视力的发育规律：从下图"宝宝眼中的宝宝"可直观地感受到视力是一个从无到有、从模糊到清晰的发育过程。

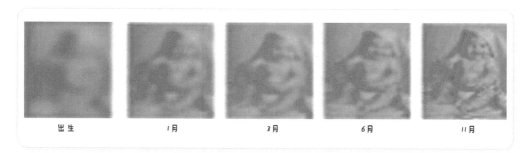

| 出生 | 1月 | 3月 | 6月 | 11月 |

（1）婴幼儿难以判断其视力功能，且检查不配合，只能通过他们对外界刺激的反应简单评估其视功能。

各月龄婴儿与视力相关的视觉行为如下：

足月新生儿：有光照反应。

1～2周：对强光有闭眼反应，瞳孔在光照下先缩小，2～3s后散大。

2～4周：对红色物体有反应，红光或红色物体能够吸引眼球运动和短暂注视。对由远及近接近眼球的光源，有少量辐辏反射。

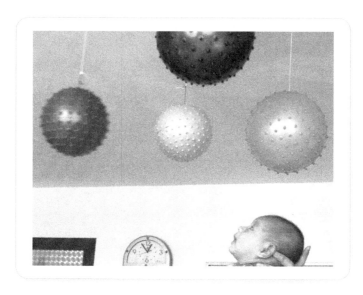

4～5周：两眼可凝视光源，开始表现头眼协调。

5～6周：能注视大的物体，在较大范围内出现同向性固视反射及再固视反射；对左右摆动的物体，产生追随运动。

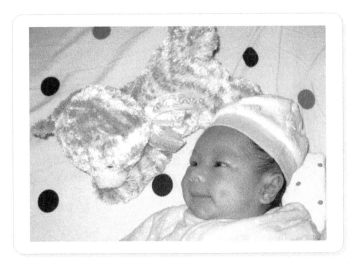

6～8周：两眼同时注视一物体，有瞬目反应和固视反应，能和父母对视。

2个月：眼球可以跟随人运动，注视近处目标很容易引起辐辏运动，开始出现瞬目反射。

3个月：眼睛能随着注视物体的移动而移动，对缓慢移动的物体能稳定地追随180°范围，头也随之转动。物体向眼前移动时，眼球随之内转。

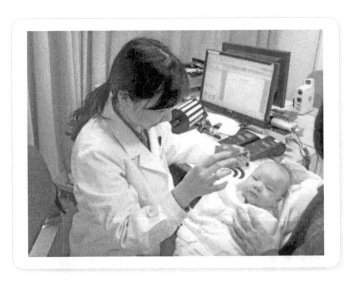

4个月：头可抬起，能看自己的手，能手眼并用。

5个月：能够长时间注视物体，出现追随运动。

6个月：注视持续时间延长，眼外肌持续协调运动，不再出现眼球偏斜。

8～10个月：可伸手抓想要的物体，能稳定固视。能看到小的物体，能注意到面包碎屑。

11～12个月：认识图片，区别简单的圆、方块、三角等几何图形。能拣出细线。

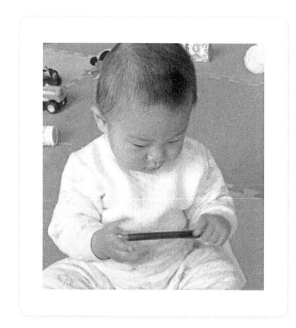

（2）除了以上视力相关的行为观察，可以通过不同年龄儿童的专业视力检查设备评估视力。

儿童视力发育一般遵循以下规律（用常见的E字视力表来对比了解）：

半岁达0.1，对应的就是常用视力表的最大一行视标的位置。

1岁达0.2～0.25。

2岁达0.4～0.5。

3岁达0.6。

4岁达0.8。

5～6岁达1.0～1.2。

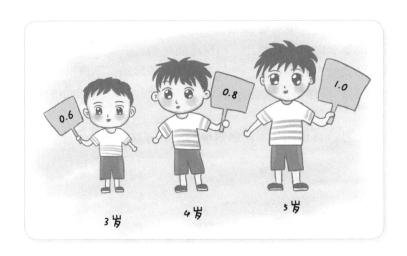

人类视力是逐渐发育成熟的。视力发育的关键期是从出生后几个月开始，一直延续到6～8岁，最关键的时期是1～3岁。因此，6岁前是宝宝视力发育的重要时期，错过视力发育的关键时期有可能导致不可逆转的视力残疾，父母应注意观察宝宝与视力相关的异常行为表现，并定期带孩子检查眼睛，确保孩子视觉发育正常。

30. 儿童眼睛的屈光特点有哪些？

眼睛要看清楚外界物体需要透明的屈光间质和屈光成像系统，屈光系统的正常发育无论在成人眼科还是小儿眼科，都是重要的组成部分。

从光学角度可将眼睛看作一个光学器具，即一种复合光学系统。当光从一种介质进入另一种不同折射率的介质时，光线将在界面发生偏折现象，同样的原理，在眼球光学中外界物体发出的光线经过眼睛一系列透明的屈光间质结构折射在眼底视网膜上成像，这一生理功能称为屈光。光线在界面的偏折程度可用屈光力的概念来表达。在眼球光学中，用屈光度（diopter，D）作为屈光力的单位。

透明的角膜、房水、晶状体和玻璃体组成眼球的屈光系统。角膜是最重要的屈光器官，其屈光力占眼球总屈光力的2/3。我们可以将如此复杂的眼屈光系统看成是由角膜和晶状体组成的一组复合透镜，两者联合起来形成一个近60D的屈光系统。眼睛就是借着这样强大的屈光系统来完成极为精密的视功能，使外界物体在视网膜上形成清晰的像。眼的屈光状态由四部分决定：角膜曲率、晶状体调节力、前房深度和眼轴。

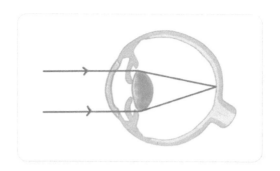

屈光系统的每个组成部分都是始终发展变化的。婴儿期眼前节的发育非常快，到2岁时角膜的大小几乎接近于成人。足月新生儿角膜曲率约为55.2D，1岁时降至45D，至20岁时平均角膜曲率为42.00D，垂直径较水平径变化缓慢。新生儿晶状体呈球形，厚度约为4mm，到1岁时大约增大1倍。

屈光正常又称为正视，大家对屈光不正可能不太熟悉，但提到近视、远视和散光大家就不会陌生了。外界的平行光线经过眼屈光系统的屈折后不能在视网膜上形成清晰的像称为屈光不正，包括近视、远视、散光和屈光参差。大部分近视是由于眼球前后径变长，焦点在视网膜前；远视是由于眼球前后径太短，焦点在视网膜后；散光可以理解为眼球长得不太正圆，不能聚焦于一点了。

新生儿处于2～4D的远视屈光状态，6月龄时远视度数达最大值。出生时眼轴的长度平均为17.1mm，但其眼的屈光力很强，仍能将外界物像聚焦于视网膜上。因此婴幼儿轻度远视均属于生理性的，一般不高于3～4D。

随着眼球发育增长，眼轴拉长，角膜曲率变小，角膜趋于扁平，晶状体的凸度也逐渐变小，屈光力也随着各解剖部位的发育相应下降，屈光状态也趋于正视。3岁以后及青少年阶段，当角膜曲率和晶状体调节力已经不能再代偿眼轴扩张所导致的屈光变化，会逐渐呈现近视状态。

部分婴幼儿受遗传及后天因素的影响，其屈光状态的发展和眼球各解剖部位的发育不成比例，而发育成为不同程度的近视或远视。婴儿期散光的发生率，一般认为较成人高。有学者测得19%的1周龄新生儿，有大约1D的散光，3月龄时上升到5D。至6月龄以后，散光发生率开始下降。所以婴幼儿及儿童期以远视为主，青少年以近视为主，散光可见于各年龄组。

31. 去眼科除了视力检查，还有哪些检查项目？

小儿眼部检查和成人一样，除了最基本的视力检查，还有很多其他方面的检查。小儿依其年龄大小、智力发育的早晚，常不能配合检查，甚至拒绝检查，因此，小儿眼部检查又有其独特之处。必要时需强行检查，或在熟睡、麻醉状态下进行检查。

（1）0～3岁婴幼儿检查

① 最基本的外眼检查：包括婴幼儿眼外观和眼前节包括结膜、巩膜、角膜和虹膜的检查，可发现一些明显的外部异常特征如上睑下垂、眼睑松弛、眼睑或虹膜缺损等。还包括眼睑和附属器的检查。

② 瞳孔检查：包括瞳孔形状、大小，瞳孔的光反射、近反射，眼底红光反射检查和瞳孔传入缺陷检查。

③ 晶状体检查：婴幼儿早期应进行先天性白内障的排查。可用手持式裂隙灯进行相关检查。

④ 眼底检查：眼底检查对于早期发现眼底病变及全身情况的判断具有重要意义。因为小儿不合作而放弃对小儿的眼底检查是非常不恰当的。眼底检查包括直接检眼镜检查、间接检眼镜检查和广域数字化视网膜图像采集系统（Retcam）检查。

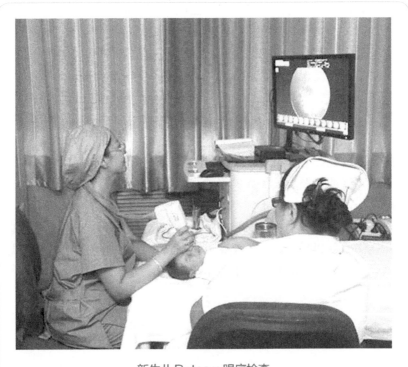

新生儿Retcam眼底检查

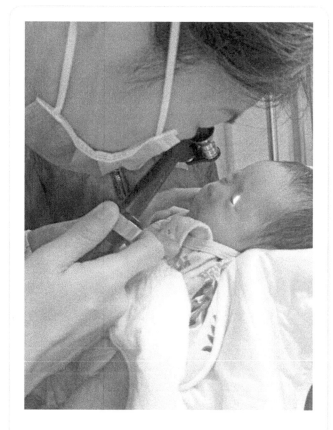

裂隙灯检查新生儿眼前节

⑤ 屈光检查：应用检眼镜或各种手持式验光仪检查婴幼儿有无屈光不正，评估有无导致斜弱视的相关因素存在。婴幼儿屈光不正是很常见的，屈光不正可以通过有效的治疗而改善视力，但是如果在早期没有得到正确的矫正就有可能导致永久的视力损害。

⑥ 眼位、眼球运动的检查：在眼前33cm处用声光玩具吸引孩子的注意力，同时配合聚光手电筒就可以从双眼角膜反光是否对称来评估孩子有没有斜视。把声光玩具作为一个目标，上、下、左、右移动它，可以观察孩子眼睛是否能够协调一致地运动。

⑦ 眼肌、神经等眼球球后病变检查：可通过眼部B超、CT等影像学检查观察眼球、视神经、眼外肌、球后病变和眶内结构的病变。视神经等视觉生理病变用对比敏感度检查和视觉诱发电位检查，可间接评估视力状况。

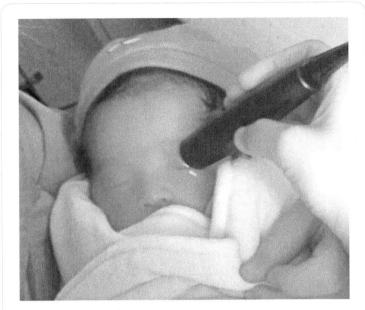

新生儿眼部 B 超检查

⑧ 眼压测量：使用手持压平式眼压计来排除青光眼和高眼压症。

（2）3岁以上儿童检查

外眼、瞳孔、晶状体、眼底、屈光、眼位、眼球运动、眼肌与神经、眼压等检查同0～3岁婴幼儿一样，对大龄儿童来说也是常规必查项目。只是针对不同年龄使用不同的设备仪器，低龄儿童通常为手持式设备，能配合的大龄儿童晶状体检查可使用台式裂隙灯，屈光检查可使用台式电脑验光仪，眼底检查可使用台式免散瞳眼底照相机。

随着孩子年龄的增长，认知能力也在提高，除了前面描述的针对婴幼儿眼睛的所有检查外，还可以进行以下检查。

① 色觉检查：色盲本最常用，需要儿童有一定的认知力和判断力。

② 双眼视觉检查：双眼视觉功能分三级，Ⅰ级为同视知觉，Ⅱ级为融合，Ⅲ级为立体视觉。立体视觉是建立在双眼同视知觉和融合功能基础上的高级视功能，立体视功能反映双眼视觉功能的好坏，是筛选斜弱视、选择斜视手术时机及评价疗效的重要指标。可应用同视机进行相关检查。

③ 角膜地形图：能精准地分析整个角膜表面的形态和曲率的变化。应用于诊断角膜散光、定量分析角膜性状。圆锥角膜诊断准确率高达96%。

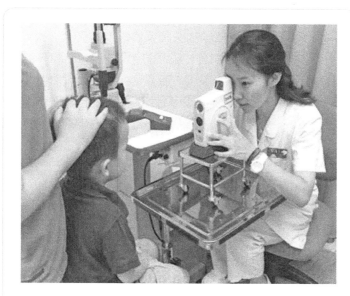

屈光检查

④ 屈光档案的建立：主要针对的是儿童青少年的近视管理工作。包括病史、眼部检查及屈光检查项目，根据检查并对比前一年的结果，确定近视进展情况，及时给予适当的干预措施。屈光档案的眼部检查内容主要有裂隙灯眼前节检查、眼底检查、眼位检查、眼压检查、眼生物学检查和角膜曲率检查。屈光检查的内容有客观屈光检查、主觉屈光检查、双眼视功能检查、睫状肌麻痹验光。

以上是一些婴幼儿及儿童常用的检查，还有很多眼科专业的检查需要眼科医生根据病情的需要来决定是否检查以及检查哪些必要的项目。

32. 孩子应该几岁开始检查视力？

2013年国家卫生和计划生育委员会发布的《儿童眼及视力保健技术规范》和《各级妇幼机构专业设置指南》中要求健康儿童应当在新生儿期、3月龄、6月龄、12月龄和2岁、3岁、4岁、5岁、6岁进行阶段性眼病筛查和视力检查。对于早产儿或具有眼病高危因素的新生儿，更应重视眼睛的检查。所以说宝宝从出生开始就需要进行视力发育相关的检查了！

家长从宝宝一出生就需仔细观察，如果宝宝瞳孔区发白或有黄白色反光、对外界反应差、不能追视、视物距离过近或眯眼、眼位偏斜或歪头视物、眼球震颤、暗处行走困难等，应及时带孩子到医院就诊。但是仅靠家长观察是远远不够的，更重要、更有效的方法是定期进行眼科检查。因为儿童眼病一般发病隐匿，外观难以看出异常，孩子小又不会描述，而且这些疾病大部分从小就有，孩子没有视物清晰的体验，不知道自己看到的不正常。只有定期筛查才能发现这些异常。为了孩子正常的视力发育，请按照上述各年龄段定期带孩子到正规医疗机构做眼睛和视力的检查。

一说到视力检查，大家会以为就是我们经常使用的E字视力表检查。这项检查可以从所有3岁以上儿童开始，3岁以上的儿童经过教认一般都会指认该视力表。其中对于不会认视力表或者不愿意、拒绝看视力表的孩子更应该引起我们的重视，因为实际上他们可能是由于看不清而不愿意看，并不一定是看不懂。但对于确实不会认E字视力表以及3岁以下的儿童还有其他的视力检查方法：

（1）新生儿至生后1月龄阶段的宝宝已有注视光源的能力，并可追随直径4cm水平运动的小球。可根据瞳孔对光反射及追视来观察评估婴儿的视力是否正常。1月龄后可以使用视动性眼震仪来测试婴幼儿视力。将画有黑白条栅的测试鼓置于婴儿眼前转动，婴儿双眼先是顺着测试鼓转动，随之产生一急骤的逆向性回退转动。这种重复的顺向和逆向转动，称为视动性眼球震颤。在飞驰的火车上眼睛看向窗外的景物也会出现类似的跳动性眼震。测试鼓的黑白条栅由宽变窄，依次测试直至不出现眼震。视力可用视角分析法根据条栅宽窄计算出来。

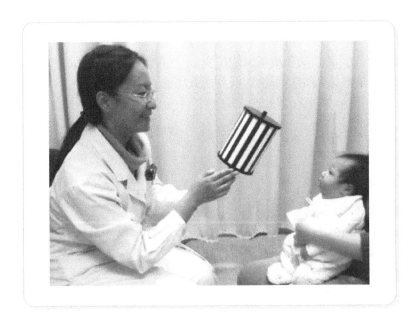

（2）3月龄左右及以上的婴幼儿可以采用选择性观看法检测视力。婴儿观看带有图像的画面要比无图像均匀一致的灰色画面更感兴趣，因此利用各种不同宽度的黑白条栅画面来观察婴儿的注视反应，能追视的条栅越细，视力越好。

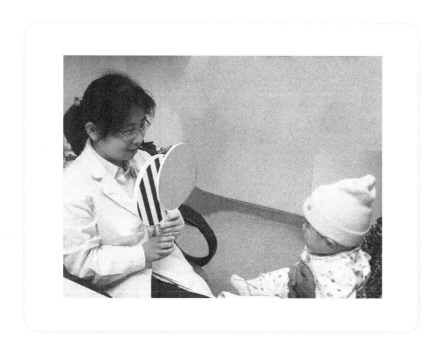

（3）多数儿童到两岁以后在视力检查中就能用语言表达了。点状视力仪、图形视力表、数字视力表、字母视力表等均可应用。

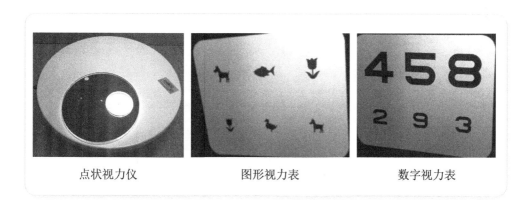

| 点状视力仪 | 图形视力表 | 数字视力表 |

除此之外，针对不同年龄段的儿童和常见眼病，还有屈光检查、眼位检查、眼底检查等多种检查来间接反映和评估儿童视力，都比较方便快捷且安全无创。

大家都知道，孩子的身高增长一般在18岁之前，其实儿童的视觉发育和身高一样也有一个年龄段——6岁之前。听触嗅味这四种感觉是生后即存在的，这些与生俱来的感觉在知觉发育中是属于比较原始的，但是视觉在生后还需要经历一个非常漫长的发育过程。随着宝宝在出生后开始睁眼看世界，眼睛一次一次反复使用，视觉才会一点一点慢慢发育，直到6岁时视力达到1.0。随着身体生长发育，眼球增长，眼轴拉长，角膜趋于扁平，晶状体的凸度逐渐变小，屈光状态也由新生儿200～400度左右的远视逐渐趋于正视。因此，儿童眼睛绝非成人的缩小版！

人眼就像一台高级照相机，这个高级成像系统中任何一个部位在6岁之前出现问题，都可能会影响儿童的视力发育。6岁之前的视觉发育水平，基本决定了孩子一生的视觉质量，如果在这个年龄段视力没有正常发育，长大后将难以弥补。所以一定要做到及早检查、定期检查。

世界卫生组织将致盲眼病分为两大类：可治愈盲和可预防盲。可治愈盲指通过手术或其他治疗方法可以恢复有用视力的眼病，这类眼病都有一个共同特点，那就是症状和体征明显，一般不会耽误治疗时机。而可预防盲这类眼病的主要特点是早期无症状、不容易发现，很容易延误治疗时机，防治的关键在于早发现、早治疗，儿童眼病就是其中一个典型代表。视觉发育贯穿儿童生长发育的全过程，因此，任何一个年龄段都需关注孩子眼睛的发育，定期检查。

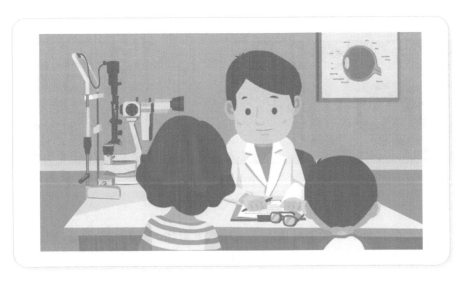

并不是说第一次检查或者检查一次未发现眼睛问题就可以皆大欢喜、高枕无忧了。2013年国家卫生和计划生育委员会发布的《儿童眼及视力保健技术规范》要求健康儿童应当在新生儿期、3月龄、6月龄、12月龄和2岁、3岁、4岁、5岁、6岁进行阶段性眼病筛查和视力检查。1岁以内按月龄检查4次，1～6岁的孩子每年均有必要到医院进行一次眼科全面检查。有条件者可每3～6个月检查一次。

看完上述内容，家长可能又会问了：那6岁以后视觉发育基本完成了是不是就可以放心了？答案肯定是否定的！6岁以后儿童开始进入学龄期，小学、初中、高中阶段是用眼最多的阶段，因此6～18岁也是近视发病的高发期。近些年研究发现近视发病越来越低龄化，小学一二年级就因为近视而戴眼镜的儿童日益增多。在此时期的儿童及青少年一定要做好防控措施（第三章会详细讲如何预防近视），同时一定要至少半年定期到医院检查，发现问题及时处理。

34. 为什么建立孩子屈光发育档案很重要？

青少年近视眼的防治已经是全球的一项公共卫生问题。家长们最关心的是我的孩子现在近不近视？以后会近视吗？会发展成高度近视吗？怎样预测？目前，我们还未完全了解近视眼发生发展的规律，有效地控制近视眼的发病率并使之逐渐下降是我国医学界和教育界所面临的艰巨而重要的任务。其中，防治近视眼的工作中最重要的一项就是建立儿童屈光发育档案。

建立儿童屈光发育档案是最有效的近视预警方法，通过它可以有计划地了解、记录儿童的屈光发育过程和矫正情况，建议孩子从3岁开始就到正规医疗机构建立眼屈光发育档案。主要记录裸眼视力、日常生活视力和最佳矫正视力，每半年或者一年进行一次睫状肌麻痹散瞳验光，记录屈光度数。在儿童能配合的范围内尽可能同时监测角膜屈光度和曲率半径、眼轴长度、前房深度、眼压、眼位、眼前节及眼底检查结果及身高、体重等生理指数。定期检查，密切跟踪孩子的视觉健康发育情况，观察各结构指标的变化趋势，从而能在未近视时提前发现"近视苗头"。

儿童近视眼的发生是遗传和环境因素共同作用的结果。儿童期的眼球发育过程中，主要是由于眼轴的不断增长，屈光状态从远视向正视化方向发展。如果眼球在发育过程中过度增长，使得外界物体影像聚焦在视网膜前，屈光状态就会向近视发展，最终形成近视眼。很多家长不了解儿童屈光状态的变化，在孩子出现明显的近视征象后才到医院检查，此时采取预防近视的措施可能为时已晚。如果建立儿童屈光发育档案，家长就可以及时、充分地了解自己孩子双眼屈光度的

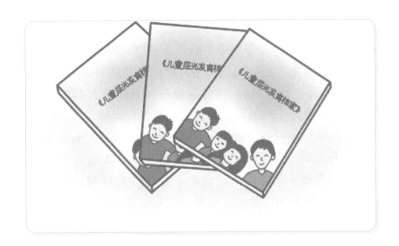

变化，医生也可以根据此变化及时采取预防近视眼和屈光矫正的措施，避免或延后近视的发生，对已近视的儿童则采取措施减缓近视的发展，防止发展为高度近视。因此，建立屈光发育档案是近视眼预防、早发现、早治疗的重要措施。

屈光发育档案更多的是一种预防监控系统，不仅仅是对已发生近视的儿童才建立的，而是对所有适龄儿童都有效。建立屈光发育档案也是进行近视眼流行病学研究的重要措施，建立大样本数据库，可以为进一步近视防控研究提供大量的临床研究数据，分析影响近视发生发展的因素，了解近视发生发展的规律，为寻找科学有效的防治措施提供依据。

35. 什么是屈光不正？

人的眼睛是一个光学系统，从总体上说是凸透镜成像，当光从一种介质进入另一种不同折射率的介质时，光线将在界面发生偏折现象。这种现象在眼球光学中被称为屈光。前面讲过了屈光的概念。当眼睛的调节处于静止状态时，外界平行光线经眼的屈光系统后恰好在视网膜黄斑中心凹聚焦，这种屈光状态称为正视。若不能在视网膜黄斑中心凹聚焦，将不能产生清晰像，这种屈光状态称为非正视或屈光不正。

屈光不正形成的原因包括遗传因素和环境因素。儿童处于视觉发育的关键期，如果出现屈光不正且没有得到有效矫治，则可能造成斜视、弱视等不良后果，严重影响视觉发育。屈光不正包括远视、近视、散光和屈光参差。

如果眼轴相对偏短或屈光力相对偏弱，平行光线聚焦于视网膜之后，称为远视。如果眼轴相对偏长或屈光力相对偏强，平行光线聚焦于视网膜之前，称为近视。如果眼的屈光系统并不相当于一个均衡理想的球面透镜，而是在不同的径线上屈光力不一致，平行光线无法在视网膜上或视网膜前后形成焦点而是形成两条焦线的屈光状态称为散光。

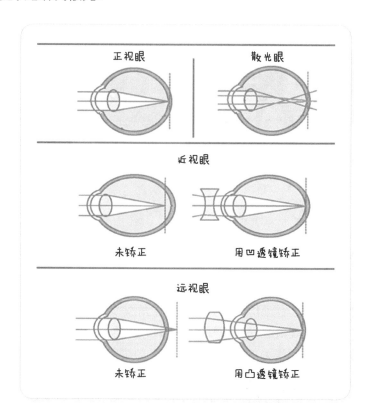

近视：一般看远模糊，看近清晰。300度以内为轻度近视，大于300度、小于600度为中度近视，600度及以上为高度近视。儿童近视眼需戴凹透镜矫正。

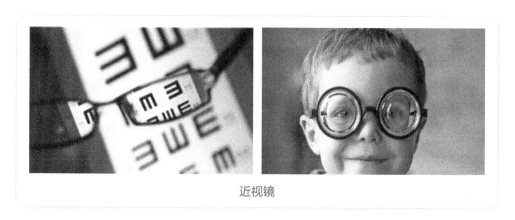

近视镜

远视：中高度远视者看远不清，看近更不清。300度以内为轻度远视，大于300度、小于500度为中度远视，500度及以上为高度远视。中高度远视可能会导致儿童弱视和斜视，必须早发现、早矫正。儿童中高度远视眼需戴凸透镜矫正。

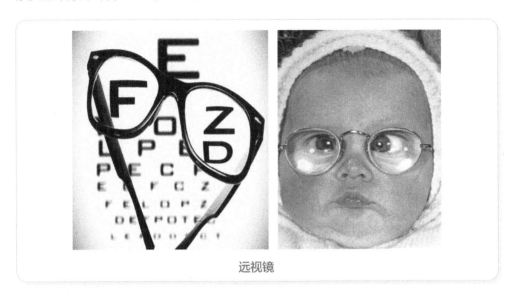

远视镜

散光：散光眼看远看近均不清。散光可由角膜或晶状体产生，一般为先天及发育性异常。散光分规则散光和不规则散光，规则散光又分为顺规散光、逆规散光和斜向散光。散光对视力的影响取决于散光的度数和轴位。200度以内为轻度散光，200度及以上为显著散光。儿童散光以柱镜矫正。散光是学龄前儿童最常见的一种屈光不正，度数较高儿童如不及时治疗会导致弱视，需要引起重视。

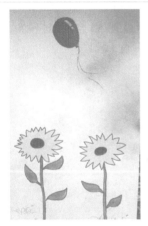
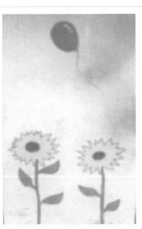
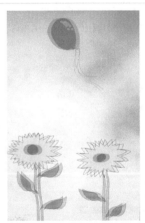

正常眼所见　　　　近视远视眼所见　　　　散光眼所见

两眼屈光参差：远视、近视和散光都是指单眼屈光不正而言的。如果两眼的屈光度数不对称则称为屈光参差。屈光参差可表现为多种类型，可以是一眼正视，另一眼为远视、近视或散光，也可以两眼都有屈光不正，但两眼度数或种类有所不同。两眼球镜相差超过150度，散光度数超过100度以上者，通常会出现双眼融像困难或竞争性抑制，屈光度数较高的一眼常处于视觉模糊状态，极容易引起弱视，必须尽早治疗。

从光学理论讲，任何一种光学仪器甚至一个简单的透镜都存在着一定程度的光学缺陷。人眼非机械制造，其光学结构是一个复杂的光学仪器，因而所有的光学缺陷在人眼的屈光系统中也是不可避免的。验光配镜能有效合理地增进视力，眼镜还有一个优点，即可变动性，可以根据度数变化和需要及时随意更换，这是现行的某些特效的手术方法无法比拟的。因此在相当长的时期内眼镜是不会被取代的一种最佳光学矫正屈光不正的方法。

36. 什么是电脑验光？

眼屈光度检查俗称验光。验光对视功能的测定以及眼疾的判断十分重要，只有通过验光检查后，才能排除因屈光不正造成的低视力。通常在做验光之前要先检查屈光间质和眼底情况，以排除其他影响视力的眼疾。同时要检查裸眼远视力和近视力，对视力状态和屈光不正性质作出初步判断。验光是配镜的基础，只有准确验光才能合理配镜，达到矫正视力、消除视疲劳、保护视功能和防治斜视弱视的目的。

验光有两种方法，即客观验光法和主觉验光法，通常二者结合进行，先做客观验光，在此基础上通过主觉验光来最终确定最适宜的验配处方。主觉验光通常是在客观验光的基础上对客观验光结果进行精细调整，以更符合被测者的视觉需求。简单的主觉验光有直接试镜片法、云雾法等，规范的主觉验光是在综合验光仪上进行。

对婴幼儿、智障及其他不合作者，眼镜处方只能靠客观验光法确定。客观验光法包括检影验光和电脑验光。检影验光是医务人员利过检影镜将光线投射入眼，通过观察瞳孔区的影光而获得眼屈光状态的信息。

电脑验光多应用电脑验光仪。电脑验光仪是光学、电子和机械三方面结合起来的机器，采用光电技术及自动控制技术检查屈光度，并可自动显示及打印出屈光度数据。此操作简便快捷，是验光技术的一大进步。但是电脑验光对于眼睛的测量结果存在一些偏差，并且只能对被检者屈光的大致范围作出预测。首先，电

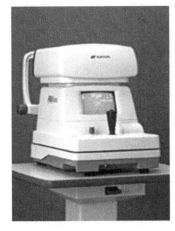

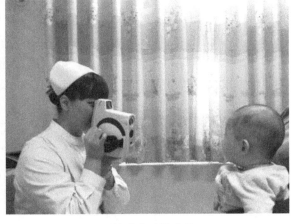

台式电脑验光仪　　　　　　　　　　手持式电脑验光仪

脑验光只在一瞬间就完成了操作的全过程，就好比照相机快门一闪而过，容易造成被检者紧张，屈光调节力也随之瞬间上升，进而导致检测结果不准确。其次，电脑验光结果引起的误差也不能排除验光员操作不当和主观偏见，以及机器本身质量的稳定性或因机器老化而导致验光结果不准确。电脑验光结果引起的误差主要是近视度数偏高，远视度数偏低，散光轴位偏差，因此电脑验光结果只能供临床参考，不能直接作为配镜处方。所以无论哪种先进的电脑验光仪，都不具备人工验光的精确度。

　　当然，由于电脑验光仪能快速测出屈光不正的大致情况，对眼病诊疗中了解患者屈光度及医学验光可提供有益的参考。儿童验光须分三步走：电脑初测、暗室检影、试戴矫正。尤其是第二步，有经验的验光师可以透过检影镜的小孔，观察投射到视网膜的反光，并根据其速度、亮度和方向的变化来判断被检者是近视、远视还是散光，避免电脑验光可能产生的误差。

　　一般4岁以上的儿童可以使用和成人一样的台式电脑验光仪检测屈光状态。对于婴幼儿及不能配合的儿童可以使用便携式屈光筛查仪，它是手持式自动验光仪，几秒钟即可快速、准确、客观地检测屈光状态，安全无创，4月龄及以上的婴幼儿均可以使用。

37. 显然验光和散瞳验光有什么区别？

　　验光是检查眼睛近视、远视、散光的准确度数及散光轴位的方法。验光有多

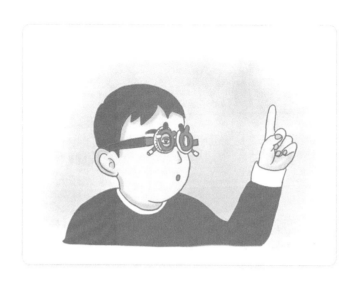

种方法，可分为客观验光和主觉验光（也称显然验光）。客观验光包括检影验光和电脑验光。显然验光包括直接插片法、云雾法、交叉柱镜法、裂隙镜片法和散光表法等。显然验光是通过被检者戴上矫正镜片后，对一个又一个镜片进行比较，以视力的变化作为标准，对矫正视力的改善情况进行主观判断的验光方法。一个规范的验光必须是在客观方法后由主观方法验证，两种方法结合进行，确定最适宜的矫正眼镜处方。因为验光的对象是人，而不仅仅是眼球，目的是为患者找到既能看清物体又使眼睛舒服的矫正镜片，这就体现了主观验光的重要性和科学性。

验光按照是否让眼球调节静止可分为显然验光和散瞳验光。人的眼睛有调节系统，当外界物体成像焦点在视网膜前则产生调节放松，若成像焦点在视网膜后则诱发调节增加。显然验光时，调节的产生会掩盖部分屈光度数，对近视眼者可能出现负度数过多，对远视眼者可能出现正度数偏少。所以在验光的过程中必须控制调节的发生。40岁以上的成年人调节力下降，验光时基本可以排除调节因素的干扰。18岁以上、40岁以下的成年人控制调节的主要方法是"雾视"，即在主觉验光过程中加正镜片，人为地使眼睛的调节放松。

散瞳验光是指应用药物使眼睛睫状肌麻痹和瞳孔散大，让眼睛处于安静休息、调节静止状态时进行验光，从而得到眼睛真正的屈光状态。18岁以下的儿童及青少年必须使用药物麻痹睫状肌来比较彻底地控制调节因素。因为如同"照相机"一样的眼睛里，负责"调节焦距"的是一圈有弹性的睫状肌，看近时睫状肌收缩，使晶状体变凸，屈光力增强。儿童和青少年眼睛睫状肌的弹性较强，即调节力较强，验光时如果不麻痹睫状肌放松调节，就不能把调节性近视即所谓的

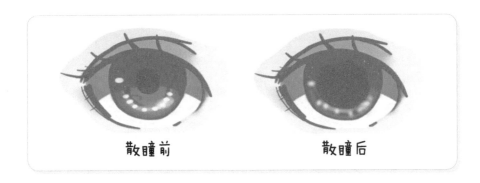

散瞳前　　　　　　　　散瞳后

"假性近视"的度数去除，也不能把远视儿童存在的隐性远视度数检查出来，从而影响验光结果的准确性。如果不散瞳验光，患有近视的儿童，往往导致验光度数比实际度数高；患有远视的儿童，导致验光度数比实际度数低；轻度远视的儿童，还可能误诊为近视。佩戴度数不合适的眼镜会对儿童眼睛造成损害。

　　散瞳验光是检查屈光不正、区分真性近视和假性近视、诊断弱视的唯一准确手段。除此之外，散瞳可使眼睛视近过度后调节紧张的睫状肌彻底放松，因此还可以治疗视力疲劳和假性近视。

　　麻痹睫状肌后的散瞳验光结果是眼睛在无调节下的屈光情况，但并不一定就是最好的矫正眼镜处方。儿童屈光问题一般第一次初诊时先做客观验光，由医生决定是否需散瞳验光及使用哪种散瞳方法，经散瞳验光确诊后再由医生根据患儿年龄及综合情况决定立即配镜或是等瞳孔恢复后复验，根据显然验光结果综合判定处方。

38. 散瞳对孩子有伤害吗？

　　视力差的儿童到医院就诊，医生经常会建议孩子散瞳验光。因为散瞳后检查是眼底病及视觉异常最有效的诊断方法。应该散瞳时坚持不散瞳对再高明的医生来说也是"巧妇难为无米之炊"。但是鉴于各种不良视力康复机构因没有资质做散瞳而鼓吹"散瞳有害"，家长们往往会不知所措。那么散瞳对孩子到底有没有伤害？

　　答案是否定的，正确使用散瞳药物对身体无伤害。点散瞳眼药水后可能会短暂出现脸红、口渴、发热，家长们不要着急，如果出现上述症状，只要马上给孩子多喝白开水促进药物吸收代谢，这些症状就会逐渐缓解。儿童散瞳后在户外阳光强烈时会出现刺眼的现象，戴遮阳帽或太阳镜即可以到户外活动。散瞳后会出现看近模糊，特别是对读书写字等近距离工作有所影响，类似老年人花眼症状，但日常生活及看远均不受影响。低龄儿童近距离用眼少，因此对于婴幼儿及学龄前儿童散瞳后影响非常小，而学龄期儿童及青少年散瞳前请提前安排好学习和工作计划。散瞳后短时出现的看近不清、畏光，随着药物的代谢会自然恢复，家长不必过分担心，不要因此错过孩子的最佳矫正时期而耽误正常的视觉发育。

散瞳药物的种类及使用情况见下表：

年龄	药品种类		点药时间	瞳孔恢复时间
＜ 6 岁	慢散	硫酸阿托品眼用凝胶	3 ～ 5 天	3 周
6 ～ 12 岁	中速	盐酸环喷托酯眼液	2h	3 天
＞ 12 岁	快散	复方托吡卡胺眼液	40min	6 ～ 8h

孩子点散瞳眼药后有什么注意事项呢？

①点眼药后请压紧内眼角3 ～ 5min，以防药物流入鼻腔而全身吸收。若按压不好有可能会出现脸红、口渴、发热，如果出现上述症状，请给孩子多喝水以促进排泄，这些症状就会逐渐缓解。严重者请咨询医生。

②由于瞳孔散大，会有更多的光线进入眼睛，所以会感觉刺眼畏光，强光下户外活动可以戴上太阳镜或遮阳帽。

③散瞳后会出现看近模糊，特别是对读书写字等近距离活动有所影响，请安排好学习计划。

④不同散瞳药物瞳孔恢复时间不同，慢速散瞳瞳孔恢复时间约3周，中速散瞳瞳孔恢复时间约3天，快速散瞳药恢复时间为6 ～ 8h。应该使用哪种散瞳药物需要遵医嘱。

39. 怎样看验光数据？

验光结果有电脑验光数据和人工手写验光处方两种形式。

电脑验光仪的数据结果根据仪器的不同，其形式也略有不同，但大同小异的是左右眼分别各有3个数值，这3个数值分别代表球镜、柱镜及柱镜的轴位。每个数值前均有符号和字母代号：R代表右眼，L代表左眼。球镜用"S"表示，近视用球镜凹透镜矫正，度数符号用"–"表示；远视或老花用球镜凸透镜矫正，度数符号用"+"表示。柱镜用"C"表示，散光用柱镜矫正，度数符号有"+"和"–"，可以相互转换。柱镜的轴向用"A"表示。如下图：

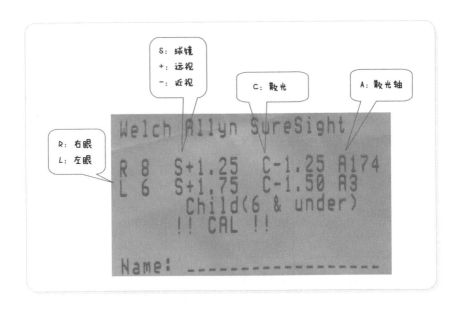

再来看这样一个电脑验光结果：R：S+2.00　C-2.00　A165

　　　　　　　　　　　　　　　　L：S+1.50　C-2.25　A180

R：S+2.00表示右眼球镜屈光度为+2.00D，即平时所说的远视200度；C-2.00表示右眼柱镜屈光度为-2.00D，即平时所说的散光200度，散光轴位在165°。同理左眼S+1.50表示左眼球镜屈光度为+1.50D，即平时所说的远视150度；C-2.25表示左眼柱镜屈光度为-2.25D，即平时所说的散光225度，散光轴位在180°。

人工手写验光处方一般为如下格式：OD：+2.00DS/-2.00DC×165°

　　　　　　　　　　　　　　　　　OS：+1.50DS/-2.25DC×180°

OD代表右眼，OS代表左眼。"+"仍代表凸透镜（远视），"-"仍代表凹透镜（近视）。球镜和柱镜屈光力的单位是屈光度，简写为"D"，DS表示球镜度数，DC表示柱镜度数。如果同时有球镜、柱镜成分，可用"/"表示球柱镜联合符号，"×"表示柱镜（散光）的轴位。举例说明：

（1）如果一个验光结果如下　　OD：+2.00DS

　　　　　　　　　　　　　　　OS：+1.50DS

没有联合符号"/"，表明没有散光。只是右眼200度、左眼150度的单纯性远视。

（2）如果一个验光结果如下　　OD：-2.00DS

　　　　　　　　　　　　　　　OS：-1.50DS

表明该眼是右眼200度、左眼150度的单纯性近视，没有散光。

（3）如果一个验光结果如下　　OD：−2.00DC×165°

OS：−1.50DC×180°

表明该眼是右眼200度近视性散光，散光轴是165度；左眼150度的近视性散光，散光轴是180度。

（4）如果一个验光结果如下　　OD：−2.25DS/−0.25DC×80°

OS：−2.00DS/−0.50DC×100°

表明该眼是右眼225度近视，近视散光25度，散光轴是80度；左眼200度的近视，近视散光50度，散光轴是100度。

　　一个镜片如果含有散光，可以做成不同的形状，可以在镜片背面加工柱镜，也可以在镜片前面加工柱镜，因此可以写成多种形式，但在处方的意义上其屈光度是一致的。保持镜片的屈光度而改变其理论上的形状或处方形式称为转换。换算可用一简单的口诀总结：代数和、转轴、变号。

　　例如：OD：+2.25DS/+1.00DC×180°

OS：+2.50DS/+0.75DC×170°

这个处方通过转换，DS前的数值"+2.25"和DC前的"+1.00"带符号相加，得到"+3.25"，写在新处方的DS之前，"+1.00"的符号变成相反的"−"，轴位转90度（大于90度时减去90，小于90度时加上90），就换算成了如下验光处方，但屈光的意义是一致的：

OD：+3.25DS/−1.00DC×90°

OS：+3.25DS/−0.75DC×80°

40. 影响孩子视力最主要的原因是什么？

　　门诊上，我们听到家长对视力差的孩子说得最多的一句话就是："看看，总看电视和手机，近视了吧？"视力差真的就是近视吗？

　　事实并非如此。引起孩子视力不好的原因很多，近视只是其中一种。在儿童视力低常者中，除去部分是由于眼器质性疾病或全身疾病所引起外，最常见的原因主要与屈光不正有关。在所有眼科疾病中，眼屈光系统的变化与视力变化之间的关系最为密切。在不同年龄组，视力低常的屈光组成也不同。例如：儿童以远视眼为主，青少年以近视眼为主。散光可见于各年龄组。除此之外，其他影响视力的原因还有：先天性白内障和角膜病变，可以理解为眼球的镜头不透明了；视网膜疾病，相当于照相机的底片出了问题。另外一种应引起家长重视的视力差是弱视，弱视是由各种原因引起的视力发育不正常。弱视在6岁前治疗效果较好，需要及早发现和治疗。

　　儿童时期是人生的重要阶段，身体各组织器官均处在生长发育的关键时期，儿童的视力也在此期逐步发育成熟。3岁之前是视觉发育的关键期，6岁前为敏感期，如在此期间受到不良因素的影响，视力的正常发育就可能受到阻碍。那么影响孩子视力最主要的因素具体都有什么呢？目前认为这些因素主要有以下几方面：

　　（1）遗传因素　有视力异常家族史的儿童视力异常的概率增大。

　　（2）出生情况　早产、低体重、头围大、先天畸形等都会加重视力异常的风险，早产低体重儿如发生早产儿视网膜病变可能会影响今后的视力，而且其神经系统发育不完善，如合并窒息、缺氧等，可损害视觉中枢，影响视觉发育。

　　（3）饮食　均衡的饮食是保证身体正常发育的基础，给视觉的发育提供必需的维生素和微量元素。进食绿色蔬菜少可能与视力发育不良相关。甜食吃多了也对眼睛不好，甜食吃太多除了会消耗体内更多的钙元素外，还会使血糖升高，晶状体渗透压发生改变，促进近视发生发展。

　　（4）用眼习惯　近距离用眼如看书，看电脑、电视、手机等电子产品时间过长，不仅会造成眼疲劳、眼干涩等不适，同时也会增加患近视的风险。正确的读书和握笔姿势对近视的发展也有一定影响，读书时眼睛距离书本应保持1尺，

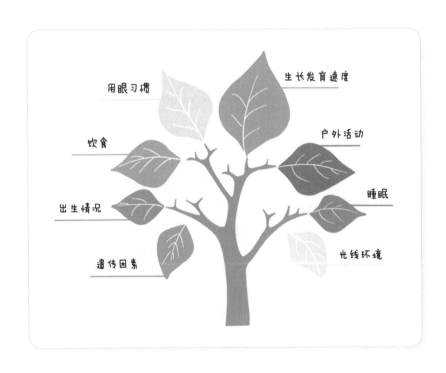

握笔时手应距离笔尖一寸，坐在书桌前写字时胸部应距离桌子1拳。

（5）光线环境　读书写字应保持良好的采光环境，近距离用眼时光线过强或过暗都是造成近视眼的重要因素。

（6）户外活动　户外活动是保护孩子视力的重要因素。每天户外活动两小时以上近视的风险会明显降低。

（7）生长发育速度　身高增长及发育越快，越要注意近视的防控。

（8）睡眠　充足的睡眠很重要。如果睡眠不足会使儿童的交感、副交感神经功能失去平衡，导致眼调节功能紊乱。

41. 最易发生近视的年龄段是什么？

近视分为两类：单纯性近视和病理性近视，两者的易发年龄段有区别。

后天因素引发的近视，即所谓的单纯性近视。其主要特点有：① 绝大多数起自生长旺盛的青春发育期，与视力负荷过重明显相关，亦称青少年近视或青春期近视。6～18岁是单纯性近视的好发年龄，10～15岁是发病年龄的高峰。此时的青少年器官正处于成长发育阶段，由于学习繁重、营养不良、忽视用眼卫生和治疗等原因，眼球结构比较稚嫩，容易变形，眼轴容易拉长，容易产生眼疲劳，出现假性近视，并发展成真性近视。随着人们生活条件提高，电脑、手机、平板的普及使近视发病年龄有提早的趋势。② 单纯性近视随年龄增长渐趋稳定，在20岁左右趋于稳定。近视进展过程不可逆，如果是已经确诊的真性近视度数

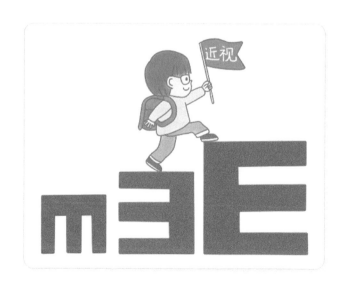

就不可能再恢复了。度数一般为低度或中度，远视力多可用光学镜片矫正，近视力及其他视功能多属正常。③ 单纯性近视亦可起于成年期。早年无近视史，有明显诱发因素，如长时间近距离用眼等，特称之为成年人近视或迟发性近视。

病理性近视以遗传因素为主要病因，通常指变性近视、先天性近视、恶性近视、高度近视等。主要特点有：① 发病较早，出生时或幼儿时期或青春期之前就可能已是近视了。近视发生越早，形成高度近视眼的可能性越大。② 度数持续进行性加深，发展快，青春期进展更明显，20岁以后还可能发展。成年后稳定或相对静止。③ 近视屈光度多在600度以上，眼轴明显延长（多大于26mm）。视功能明显受损，远视力更差，近视力亦可低常。视野、光觉及对比觉等功能多出现异常。④ 眼底病变（近视性变性）早期即可出现，且进行性加重，多伴有并发症。变性近视是所有近视中最为重要的一种，常致视力严重下降并可致盲，尤见于40～60岁的患者。

近视发生有一定规律性，应当注意好发生期的视力保健，通常包括婴幼儿期、学龄前期、生长发育期、围产期及患有某些全身疾病时。单纯性近视有明确的外因——长时间近距离用眼，故减少视力负荷的不良影响是预防近视的关键。应当定期监测视力和屈光状态的变化，以便早期发现近视、及早治疗。

42. 近视会遗传吗？

父母近视会遗传给宝宝吗？近视确实与遗传有关，每个个体发生近视与否，都是遗传和环境共同作用的结果，而遗传和近视种类有关。

近视分为单纯性近视和病理性近视。单纯性近视最常见，一般青春期出现，生长发育停止后近视趋于稳定，近视度数常低于600度。病理性近视发病年龄早，青春期进展明显并持续加深，度数超过600度，伴有眼底视网膜病变。两种近视的遗传方式不同。

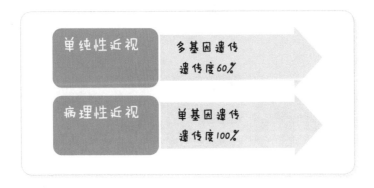

病理性近视或高度近视的遗传性已被广泛认可，它的发生与遗传关系较大，具有遗传特质性，宝宝是否会近视基本上由遗传决定。主要为单基因遗传，但其遗传方式复杂，包括常染色体隐性遗传、常染色体显性遗传、性连锁遗传等各种遗传方式，最常见的遗传方式为常染色体隐性遗传。高度近视的基因定位已发现的突变基因位点有MYP1、MYP2、MYP3、7q36及17q21-22。如果父母均为病理性近视，宝宝近视的概率几乎100%；如果父母一方为病理性近视，宝宝近视的概率由另一方的基因类型决定，有研究显示一方高度近视者子女发病约为57%。

单纯性近视属于多基因遗传，其遗传特点更为复杂，可能受到多对基因控制，身体性状是受遗传和环境因素相互作用决定的结果。遗传为内因，即前提条件，环境为外因，即形成条件，两者相加超过一定的阈值即会发病。双生子遗传学研究表明，一般性近视的遗传度约为60%，即单纯性近视的发生大约有60%受遗传因素的影响，40%受环境因素或后天因素影响。概括地说，在决定单纯性近视发生与否的个体差异中，遗传和环境约各起一半作用，因此，宝宝是否会近视由遗传因素和用眼生活习惯共同决定。遗传决定了孩子的"近视易感性"，即在相同的用眼习惯条件下有遗传因素的孩子更易近视。与父母均不近视的孩子相比，父母有一方是近视的孩子发生近视的概率高2.5～3倍，父母都近视的孩子发生近视的概率高4～5倍。

对近视至今尚无有效的治疗方法。提倡优生优育，近亲或双方都是高度近视者，后代发生高度近视的概率比较大，应避免通婚生育，还应高度重视孕前保健和咨询。

遗传因素是无法改变的，父母能做的只有帮助宝宝养成良好的用眼和生活习惯。

43. 什么是病理性近视？

病理性近视是指眼部有病理性改变的高度近视，它有三个显著的临床特征：一是眼轴长度不断增长，＞26.5mm；二是近视度数随年龄增长不断增加，屈光度一般在-6.00D以上，常为-10.00D或者更高，可出现不可逆的视觉损害；三是眼球后极部视网膜与脉络膜损害，主要有视盘颞侧弧形斑、色素上皮变薄、豹纹状眼底、Fuchs斑、视网膜脉络膜萎缩等，同时伴有视力进行性下降，还可并发弱视、青光眼、白内障、玻璃体混浊、视网膜脱离等多种眼科疾病，是致盲的主要眼病之一。

病理性近视主要是由遗传因素造成的。

病理性近视的症状是在单纯性高度近视症状的基础上，表现为更严重的视功能损害。主要有：

（1）视力下降　病理性近视的裸眼远视力有较大损害，近视力在出现眼底及晶状体并发症时也有不同程度损害。度数随着病程进展而加深，矫正视力进行性下降。

（2）视物遮挡　可出现相应的视野改变，引起视物遮挡，尤其是并发视网膜脱离时，症状更加明显。可出现黑影和大片遮幕感。

（3）视物变形　当病理性近视并发黄斑变性、黄斑出血或黄斑裂孔时，可出现视物变形。

（4）视物重影，眼球转动受限　高度近视眼可发生固定性内斜视，常表现为极度的内下斜视，眼球转动受限。

（5）色觉异常　病理性近视可出现继发性色觉异常。常见有蓝色觉及黄色觉异常，当病变累及黄斑部时，可出现红色觉异常。

（6）光觉异常　病理性近视的光敏感性可能降低，且较矫正视力更敏感。暗适应功能也可出现异常，有不同程度的夜盲表现。

（7）对比敏感度下降　对比敏感度的下降可先于中心视力的下降，常见异常有高频区敏感度下降、中高频段显著降低、全频段显著降低等。

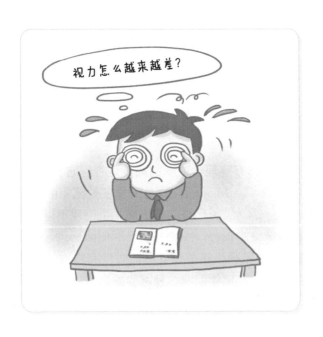

病理性近视需防治结合，有高度近视遗传家族史、远视储备少、用眼负荷大且双眼视功能不正常的高危人群需重点防控。病理性近视屈光矫正以框架眼镜和接触镜为主，应常规进行眼底检查，及时发现并治疗眼底并发症，防止视力不可逆损害。患者应少做跳水、蹦极等运动。出现眼前闪光感时应该及时就医，检查眼底有无病变。已发现眼底病理改变的高度近视患者需要定期进行眼底检查。

44. 近视的危害有哪些？

近视的危害主要有：

（1）视力下降

视力下降是近视眼的主要症状。轻、中度近视眼患者远视力低常而近视力正常，表现为看远处物体模糊不清，但读写不困难，如看不清黑板、分不清路标等。轻度近视者对模糊的远处物像多习以为常，且因视近非常清晰，平时生活、学习和工作多能适应，并不会感到有所限制。仅当有看远需求时或当与正常视力者比较时才被察觉。高度近视眼则远、近视力都不好。孩子近视容易造成学习成绩下降，升学选择专业时，由于视力及屈光不正的影响，选择受到限制。

（2）视疲劳

近视眼长时间过多用眼后可出现一些异常感觉及视疲劳现象，如视物变形、重影、变色、畏光、眼干、眼痒、眼异物感、眼皮沉重、眼酸胀疼痛、头痛及不能持久阅读等。这些疲劳症状多与调节集合失衡有关。眼睛经常干涩和疲劳，影响生活和工作质量。

（3）影响眼部美观及日常生活

近视眼眼轴增长，大部分从外观上看眼球较大、饱满、前突。再加之佩戴厚重的框架眼镜均影响眼部美观。中高度近视眼患者老年后因为花眼而必须配两副眼镜。看远需要佩戴近视眼镜，看近又需要佩戴看近专用的老视眼镜，给生活带来不便。

为了减少近视眼的弥散光圈所形成的朦胧像，不少近视者多通过眯眼来缩小睑裂、增加景深来提高视力，故常表现习惯性眯眼动作，影响面部美观。眯眼以利改善视力却又会加重视疲劳。

（4）飞蚊幻视或飞蝇幻视影响日常生活工作

这是由于玻璃体变性、液化、混浊所形成的细微飘浮物，投影在视网膜上，而引起眼前黑影飘动现象。由于部位、大小、数量不同而形态多样。有的呈点

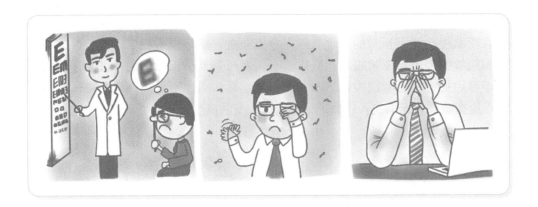

状、线状、网状或云片状，有的眼前如同有蚊虫或苍蝇飞动。数量不一，时隐时现，密度不均，有淡有浓。可见于各类近视眼，出现可早可迟。一般随年龄增长而稍增多。当注意力分散或日久由于适应与习惯，飞蚊（蝇）可不察觉，但有些患者对此十分敏感，常为眼前的异常现象而烦恼。飞蚊症通常不影响视力，但若黑影突然增多，或固定于一处，并有闪光等其他异常表现，加上视力明显下降，视野缺损，则应立即做进一步检查。

（5）并发症多

近视眼的并发症表现多种多样，通常随近视度数的加深及年龄增长而逐渐增多与加重，从而导致更多视觉功能的不断受损。近视眼特有的眼底病理性改变是豹纹状眼底及视盘弧形斑。常见并发症包括：① 玻璃体、脉络膜及视网膜变性；② 黄斑变性萎缩及后巩膜葡萄肿；③ 弱视及斜视等。视网膜脉络膜退行性病变可发生黄斑出血、萎缩，甚至视网膜脱离，造成严重视力障碍，亦可致盲。高度近视已经成为我国不可逆的致盲性眼病第一位了，所以我们不要对近视放松大意，要从小就开始预防。

45. 近视的发病因素有哪些？

（1）遗传因素　大多数学说支持遗传在近视中起主要作用，但遗传的方式还未被证实，现在还不知道是眼屈光系统的各个结构独立遗传，还是相互间的联合遗传作用。病理性近视主要与遗传关系较大，单纯性近视主要是由遗传因素和环境因素共同决定的。

（2）发育因素　儿童期眼球小呈远视状态，之后逐渐发育成正视眼。若眼球发育过度，眼轴过长，则形成近视眼。眼轴延长的机制与巩膜尤其是后极部巩膜的薄弱有关，与视网膜缺乏正常形觉刺激有关。在近视眼形成过程中，视网膜会有一些生化物质的增多或减少，例如多巴胺是近视发生发展过程中一种重要的视网膜神经递质，也参与了眼球昼夜节律生长。多巴胺已被大量动物实验证实可以延缓实验性近视眼球的生长，被认为是近视的保护因素。其他如血管活性肠肽和褪黑素等作为眼底视网膜重要的神经内分泌激素，也是重要的近视相关因子，在不同方面与近视的发生发展存在重要联系，但这些具体环节和机制仍不十分清楚，需要进一步研究证明。

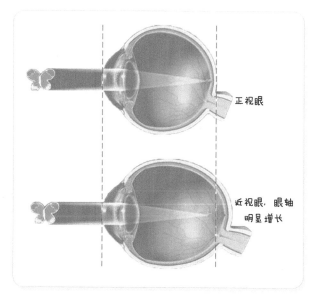

（3）调节因素　近视眼在发生发展过程中，调节有重要作用，调节滞后引起的远视性离焦是近几年公认的近视发病机制，但不是唯一因素。过度视近可引起睫状肌调节痉挛，调节痉挛的部分为假性近视，这时如采取散瞳等措施放松调节，假性近视消失，视力可恢复。如长时间睫状肌痉挛会造成调节疲劳，睫状肌丧失灵活性，视远不能充分放松，视近出现调节滞后，远视性离焦，不久转变为真性近视。

（4）环境因素　学业繁重者近视的患病率呈上升趋势，这种现象可能也说明环境因素对近视的影响。长期以来一直认为长时间近距离用眼，调节滞后或调节痉挛与青少年近视的发生、发展有密切关系，目前比较公认的因素是持续近距离用眼和户外活动不足。

儿童近距离阅读20min，应看远处20s，避免连续近距离用眼。看手机等电子产品、读书写字都属于近距离用眼，与电视相比，电脑、手机、平板的观看距离更近，对眼睛的伤害也更大。

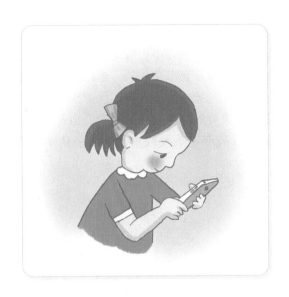

　　户外活动是起保护作用的，其保护机制主要在于户外的光照强度非常大，是室内亮度的几百倍。每天2h的户外活动可以有效预防近视的发生。最新的研究认为，每天间歇户外活动2h的近视预防效果好于连续2h户外活动，对于学生而言，课间到户外休息是最有效的预防近视的方法。

　　日光灯和白炽灯哪种更好尚无定论，目前认为灯光亮度的作用大于光谱的作用，不管哪种灯光，高强度光照都比低强度光照更有利于抑制近视的发生。

　　（5）营养及饮食因素　一些研究发现，微量元素镉、锶和锌的缺乏和体质薄弱也可导致近视的发生，所以营养均衡更重要。

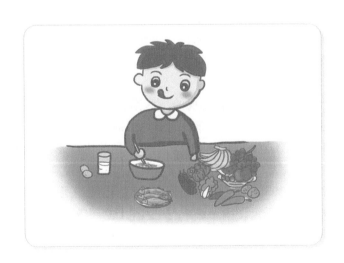

总之，可以看出近视并非某一单一因素造成，它可以由许多因素引起。有研究认为环境改变基因的外显率和表达性，因此环境因素和遗传因素共同作用最终导致近视的发生。近视眼一旦形成尚无理想的治疗方法，重在预防。

46. 怎样区分真性近视与假性近视？

由于近视十分普遍，表现又典型，故较远视及正视容易识别。但仅根据视力低于正常不能对近视进行定性诊断。近视有假性近视和真性近视之分，两者均表现为远视力下降，近视力好。

真性近视是在调节放松状态下，平行光线经眼球的屈光系统后聚焦于视网膜之前。真性近视是由器质性改变（如眼轴延长）所致。

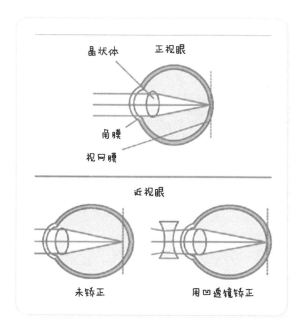

假性近视的发生与长时间近距离用眼有直接关系。视觉发育过程中的儿童，过度近距离用眼会使睫状肌持续紧张，调节过度，出现调节紧张或调节痉挛，形成暂时性近视，经休息或散瞳后，近视状态消失，这种功能性改变称为调节性近视，又称为假性近视。由于青少年调节力很强，假性近视较为多发。

区分真假近视主要依据眼睛调节静止时的屈光性质与程度，需要正确采取多种诊断手段，包括了解病史、检查远近视力并对远视力进行定性测定、近点距离与调节力测定、小瞳下与散瞳下的验光来测定屈光度、眼轴长度检测及眼底检查

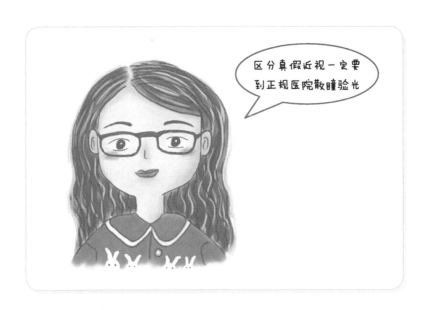

区分真假近视一定要到正规医院散瞳验光

等。进一步判断真假近视最直接可靠的方法就是散瞳验光，使用睫状肌麻痹眼药将睫状肌彻底放松调节，使瞳孔散大、眼睛处于静态的屈光状态，再验光检查近视度数。常用的散瞳药有阿托品、盐酸环喷托酯、复方托吡卡胺等。中华医学会眼科学会将近视在睫状肌麻痹散瞳后消失者诊断为假性近视，度数减少者诊断为中间近视，散瞳后度数不变者为真性近视。散瞳后验光的度数即为真性近视的度数。举例如下：

小瞳孔验光：右眼−2.00DS，左眼−2.25DS

散瞳后验光：右眼−1.50DS，左眼−1.75DS

此人真性近视右眼150度，左眼175度。假性近视为散瞳前的200度减去散瞳后的150度即右眼假性近视50度，以此类推左眼假性近视50度。

如不能及时采取散瞳验光，简单的方法可让患者双眼同时戴300度的远视镜，远眺看远物，眼前会慢慢出现云雾状景象，半小时后摘掉镜片，分别查得裸眼视力，如视力进步者粗略估计为假性，不进步者粗略估计为真性。

假性近视不需要佩戴眼镜，所以青少年近视配镜前需要散瞳验光以排除假性近视。儿童的眼球调节力强，如果不散瞳验光就给儿童盲目地验配眼镜，往往导致验光度数比实际该戴的镜片度数高，而佩戴度数不合适的眼镜会对儿童眼睛造成损害。

什么是远视储备？

远视是指当调节放松时，平行光线通过眼的屈光系统后聚焦在视网膜之后。远视多为轴性远视，也就是眼轴过短。初生的宝宝眼轴较短，长度约17mm，所以均为远视眼，随着年龄的增长，眼球逐渐增长，3岁时眼轴长度约21.9mm，大约5岁时眼轴长度接近成人水平，至14岁眼球前后径即可发育至22.5～23mm，3～14岁眼球前后径一共才发育1mm。在眼球没有发育到正常之前，眼睛一般均为远视眼，随着眼轴增长远视度数逐渐降低直至正视，这部分远视即为远视储备。

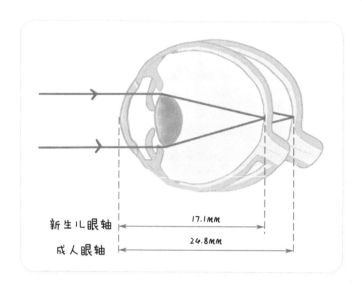

眼球前后直径的改变间接反映在屈光检查结果上。通过散瞳检影验光检查，我们得知孩子的准确屈光度数，即远视储备度数，可评价孩子的屈光状况。那么不同年龄的孩子远视储备应该是多少呢？

我国儿童屈光生理普查数值：

4岁（+2.19±0.40）DS；

5岁（+2.17±0.44）DS；

6岁（+1.65±0.45）DS；

7岁（+1.40±0.59）DS；

逐年改变+0.02DS～-0.39DS者占89%。

从我国儿童屈光生理普查数值发现，7～8岁之前都应处于远视状态，远视储备过早消耗则容易发展成为近视，这是因为眼轴的长度是影响屈光和视力的主要原因，眼轴过短时是远视，随着发育眼轴增长，远视逐年下降，眼轴发育过长，即导致近视发生。出生后第一年眼轴生长很快，以后逐渐迟缓，到青春期又加快，20岁左右则逐渐停止生长。20岁之前眼轴一直处于或快或慢的生长状态，因此一旦眼轴过早发育到正常，远视储备过早消耗殆尽，不仅会发展成近视，而且近视度数会逐渐增加！近视发生的年龄越小，进展越快，易进展成高度近视。

 小知识

屈光度

光线由一种物体射入到另一种光密度不同的物质时，其光线的传播方向产生偏折，这种现象称为屈光现象，表示这种屈光现象大小（屈光力）的单位是屈光度（英语dioptre，缩写为"D"）。1D屈光力相当于可将平行光线聚焦在1m焦距上。

48. 哪些指标能预估孩子是否会近视？

人眼的生长发育是由远视逐步转变成正视的过程，宝宝从出生到7岁左右完成正视化。如果提前完成正视，就容易导致孩子往近视的方向发展。家长特别想了解自己的孩子在不同年龄段视力的发育情况，孩子现在视力发育怎么样，以后会不会近视。任何事物的发生发展都有自身的规律，所以可以从不同时期的眼部检查结果结合遗传及生活习惯预测孩子是否会近视，是不是正往近视的方向发展。

（1）屈光度　宝宝刚出生时大约有300度的远视，主要是因为眼球前后径较

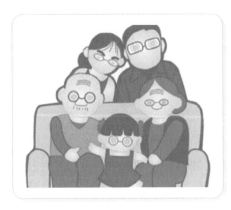

短，视力也只有光感，随着年龄的增长，眼球前后径逐渐增长，视力逐渐提高，远视度数逐渐降低，到12岁左右远视度数大约为0度，即为正视。如果一个4岁的宝宝，验光查屈光度为远视50度，或者为0度，提示宝宝远视储备不足，或者说正视化的过程太短，那么就能推测宝宝以后近视的可能性很大。

（2）眼轴的长度　3岁前＜22mm，

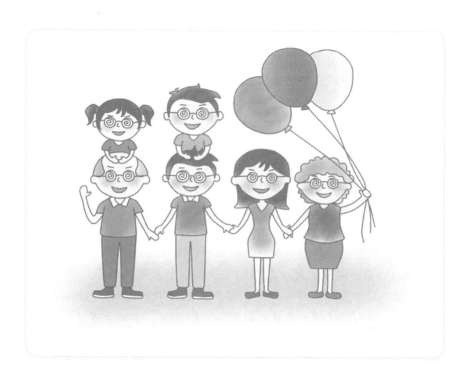

7岁前＜23mm，15岁前＜24mm，20岁不超过25mm。如果一个5岁的宝宝，眼轴长度已经达到23mm，那么可以预测孩子以后近视的可能性大。

（3）眼压　眼压高的孩子多半喜欢长时间近距离用眼，眼外肌紧绷，压迫眼巩膜导致眼内压增高，因为眼球在眼眶内，左右受到限制，所以只能前后生长，最终眼轴过快增长，形成轴性近视。所以常规的眼科检查中，每次眼压都高的孩子，往往更容易往近视方向发展。

（4）遗传因素　单纯性近视为多基因遗传，病理性近视多为常染色体隐性遗传。父母一方为高度近视，遗传概率50%～70%；双方高度近视遗传概率达到90%以上。所以有高度近视的家庭，更应该关注宝宝的视力健康，可以通过平时给宝宝养成良好的用眼习惯，控制电子产品的使用，多户外"目"浴阳光等延缓宝宝往近视方向发展的速度。

（5）易导致近视的生活习惯　① 喜欢宅在家，活动范围小、近距离用眼多；② 不喜欢外出活动及运动，很少能"目"浴阳光；③ 阅读书写习惯不好，握笔姿势不正确，手离笔尖特别近，趴着或歪头写字，躺着或在晃动的车上阅读等；④ 在光线过强或过暗环境下阅读；⑤ 迷恋电子视频产品；⑥ 偏食、挑食、喜食甜食。

除此之外，预示有可能已经近视的症状有：看东西爱往前凑，看电视越来越近，强行拉远后歪头看电视，看东西爱皱眉眯眼，学习退步，笔记经常记错，看书看串行，丢字落字。有以上情况要及时带孩子就诊，完善相关检查，明确是否近视，及时防控，建立屈光发育档案。最好每半年带孩子到医院检查一次眼睛。

49. 近视了怎么办？

正常情况下孩子5～6岁视力已基本达到1.0左右，若孩子视力曾达到1.0以上，后来发现看远模糊看近正常，或经常歪头、眯眼视物，应立即到专科医院进行检查，有可能孩子是真的近视了，那么孩子一旦真性近视了该怎么办呢？

首先应该到就近的医院眼科建立屈光发育档案，做一些相关的检查，一般初次检查有视力检查、电脑验光、显然验光、眼前节及眼底检查，还有可能需要散瞳验光、眼压测量及眼轴测量，还有双眼视功能的检查等。一旦确诊为真性近视则不可逆转，我们能做的只有控制近视的发展速度。如果近视度数较小、远视力尚可，能较轻松地看清黑板、投影，且眼位和调节功能正常，可暂不配镜，但要密切观察，要改善不良的用眼习惯，有阳光的情况下多进行户外活动；若近视度数较小，但看远不清楚伴眯眼、歪头、眼位异常或调节功能不好的，则需配镜，并且还要结合调节功能训练；视功能检查如为集合过度或调节超前的低度数近视眼，可看近不戴看远戴眼镜，除此情况以外均需全天佩戴眼镜。若近视度数较大，特别是合并散光（顺规散光＞75度，逆规散光＞50度）则需全天佩戴眼

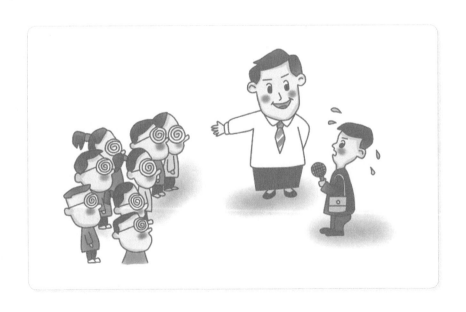

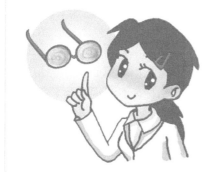
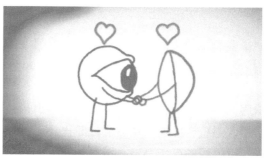

镜。如果真性近视需要戴眼镜而坚持不戴，或是佩戴了度数不合适（过高或过低度数）的眼镜均会加重近视度数的增长。不是配上眼镜就万事大吉了，一定要定期复查，更重要的是改善日常不良用眼习惯。用眼习惯不改善近视还是会增长，与佩戴合适的眼镜无关。孩子如果近视增长较快，8岁以上最好佩戴角膜塑形镜（OK镜），详见57～60问。

不管是真性近视还是假性近视，都应做到以下几点：

①建议自4岁起在正规医疗机构为孩子建立眼屈光发育档案，每半年检查一次，情况特殊的需要3个月甚至1个月复查一次，掌握眼屈光状态，发现异常及时干预。

②合理膳食，不挑食偏食。眼睛的发育变化和身体的生长发育是紧密联系的，身体健康眼睛才能健康。全面补充多种维生素。

③"目"浴阳光，每天有阳光的情况下户外活动最好达到2h以上。

④养成良好的阅读写字习惯，每连续近距离阅读30min，应休息5～10min，最好向远处看，或远近交替看。注意用眼三个一：眼与书本一尺，胸与桌子一拳，握笔一寸。握笔要捏笔，不可大把攥，坐姿要正，不可歪头，严禁趴着或躺着看书，学习时光线适当，不可过暗也不可过亮。

⑤假性近视可通过改正不良用眼习惯、散瞳及视功能训练改善裸眼视力。对于度数加深过快的孩子可选择角膜塑形镜，以达到最佳近视控制效果。

⑥验配合理舒适的眼镜：根据年龄，科学散瞳验光，去除假性近视成分，使验配度数更加准确。

⑦保证充足睡眠，早睡早起。

通过以上所有良好的用眼及生活习惯，加上科学的干预及治疗措施，尽量控制孩子的近视度数过快增长。

很多家长都认为近视镜一旦戴上就摘不下来了，所以总是千方百计不让孩子戴镜，即使有的孩子近视度数已经达到300度以上，还是不愿意让孩子配镜。那么是不是戴上近视眼镜后就再也摘不下来了呢？近视眼看不清远处事物，多通过眯眼来缩小睑裂、增加景深来提高视力，故常有眯眼、皱眉等表现。长期眯眼和皱眉，眼睑会压迫眼球，导致眼压增高，最终导致眼轴变长，使近视进一步加深，所以近视的孩子不戴眼镜会加速近视的进展。眼镜时摘时戴的做法也是错误的。因为眼睛看近会使用过多的调节，而此时调节力差的孩子摘掉眼镜去适应过多的调节，眼睛会更易疲劳，也会离书本、桌面很近，都会进一步加深近视的发展。所以眼镜该戴不戴或时摘时戴都会导致近视度数涨得更快。

其实眼镜时摘时戴在以下两种情况是可行的。第一种情况就是配了角膜塑形镜，角膜经过一晚上的塑形后，白天暂时就不近视了，视力能达到1.0左右，和正常的不近视的孩子一样看得很清楚，所以不用戴眼镜。另外一种情况就是小于100度、调节力不差、调节不滞后的近视，可以上课看黑板或看远时佩戴，看近可以不用戴。

近视眼看远看不清，佩戴了眼镜后能看得很清楚，并且习惯了清晰的物像后，一般都愿意戴镜而不愿意再摘掉了，这是导致家长们误以为眼镜摘不下来的原因。最终可不可以摘掉眼镜可以根据之后近视度数的变化、学习的需求以及成

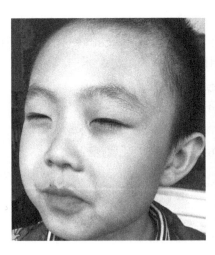
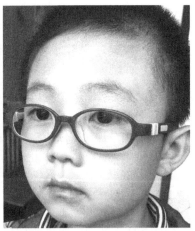

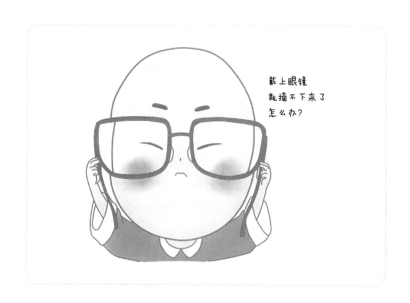

人后工作生活的需要而定，将来摘不掉并不是由于现在及时佩戴导致的。总之近视眼戴上眼镜后确实表现为摘不下来，但这不是不配眼镜的理由，否则孩子的近视度数会涨得更快。一旦发现孩子有近视的表现，应该及时到正规的医院眼科进行散瞳验光及眼部全面检查，该配镜时必须配镜矫正近视。可以选择佩戴框架眼镜，也可以通过佩戴角膜塑形镜达到白天不戴眼镜和控制近视发展的作用。

51. 近视眼镜会使眼睛变形吗？

　　孩子一旦真性近视了，随着年龄的增长，近视度数会不断增加，眼球会越来

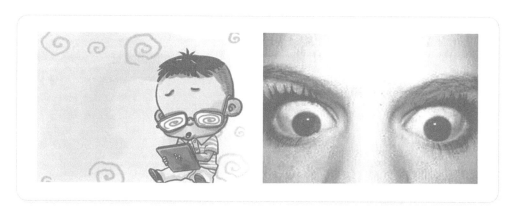

越突出。还有的人眼球突出并不明显，但是摘镜后看人眼神发直、发愣。很多人都会认为眼球突出、眼神发直和发愣是戴眼镜导致的，从而拒绝戴眼镜，那么究竟是不是戴眼镜引起的这些变化呢？

先让我们了解一下眼球为什么会突出，眼球突出和高度近视眼轴增长有一定关系，这与遗传有一定的相关性。如果真性近视了而不戴镜，会造成视远物不清楚，眼睛极易疲劳，为看清则要皱眉眯眼，以达到聚焦的作用，长期皱眉眯眼，眼睑会压迫眼球，导致眼压增高，眼球增大，随着眼轴增长，近视度数也会增加。摘镜后眼神发直、发愣是因为近视眼的人只有通过镜片才能看清远处，眼球的运动范围不会超过镜片范围，摘镜后眼球运动范围不会马上恢复，所以看上去眼神发直，适应两天后即可恢复。那么为什么眼轴增长近视度数就会增加？在这里先要了解一下近视分类，一般近视分为两种情况：

（1）屈光性近视　主要是由于角膜或晶状体曲率过大或各屈光成分之间组合异常，屈光力超出正常范围，而眼轴长度基本在正常范围。

（2）轴性近视　是由于眼轴增长，眼轴长度超出正常范围，角膜和晶状体等眼其他屈光成分基本在正常范围。

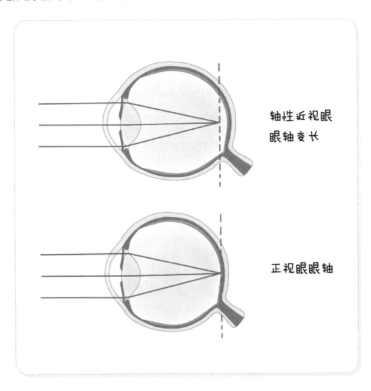

绝大多数近视患者是轴性近视，眼轴每增长1mm，近视增长大约300度，近视不戴镜的话会使近视度数增长得更快，容易发展成高度近视，眼轴明显增长，几乎所有高度近视都有眼轴增长以及眼球后极处巩膜的显著变薄。这种患者的眼球明显增大，并且突出，从外表上来看的确非常影响美观。高度近视的人如果出现了眼球突出的情况，那是因为眼睛自身的病变产生的外观变化，和无辜的眼镜是没有关系的，这个黑锅不应该给眼镜背。还有一种情况也要注意，有的人近视度数并不高，但眼轴很长，这是因为他的角膜曲率很低，中和了眼轴增长引起的近视度数增加，这种情况更加隐匿也更加危险，即使是中低度数近视，但眼轴已经发展成高度近视眼的眼轴长度，也会很早出现高度近视眼底改变。因此，青少年近视了一定到专科医院，除了做散瞳验光外还要做眼轴测量等，排除低度数的"高度近视眼底病变"。

52. 眼镜是要常戴还是偶尔戴？

很多人都会有这样的观点：眼镜能不戴就不戴，戴上了就摘不下来了。还有的人认为：眼镜不能常戴，只有实在看不见时偶尔戴。这两种观点都是不正确的。在这里要强调：近视增长与否，跟眼镜关系不大！大多数眼镜是要常戴的，常戴还是偶尔戴这要看眼镜的度数和眼睛的调节集合功能状态。

（1）一般情况下小度数近视患者，如低于100度的近视，远视力尚可、没有调节集合功能异常时，可暂不戴镜。这是因为小度数患者远视力尚可，日常生活学习基本不受限，但要建立屈光档案，严格控制不良用眼习惯，定期复诊监测视觉状况。

（2）超过100度的近视患者，一般远视力较差，影响正常的学习和生活，需要配镜。

（3）调节功能超前或内隐斜的患儿当看远看不清时可以戴镜，看近时可不戴镜，这是因为人看近时产生近反射，看近时除动用调节，双眼还会向内集合，已经有内隐斜的患者看近会内斜加大，为保持双眼单视则要动用更多的融合功能，不戴镜的情况下可少用调节，保持双眼正位。

（4）调节力差、调节滞后或外隐斜近视患者，不论看远看近均需佩戴眼镜。这是因为近视患者看远看不清就会放弃使用调节，并且看不清也会影响工作生活。近视眼看近时少动用或不动用调节，这样的眼睛往往是调节滞后的，导致相对周边视网膜是远视离焦作用，这种作用促使眼轴增长，近视快速增长。

（5）散光患者无论看远或看近都不清楚，如果不常戴镜，为看清物体则需动

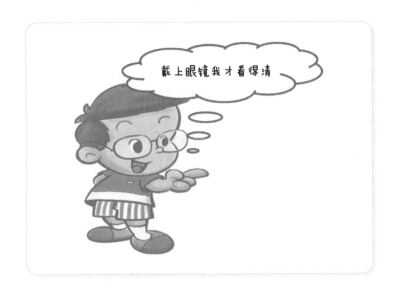

用更多的调节，很容易疲劳，视物清晰不能持久，眼胀眼痛，不愿看书。为达到聚焦效果经常眯眼，眼睑长期压迫眼球，促使眼球眼轴增长，近视程度加深加快。

综上所述，除了低度数的近视可以不常戴镜，还有内隐斜或调节超前的孩子看近处时不用戴镜，其余的都应该坚持常戴眼镜矫正。

53. 怎样读眼镜处方？

戴过眼镜的人都知道眼镜分近视眼镜、远视眼镜、散光眼镜，但是具体怎么回事不太了解。去医院或眼镜店配了眼镜，虽然有验光的单子但是大多数人不会看，还要问验光师是近视还是远视，是多少度。不管是近视还是远视，很多人都合并散光，也时常会有人问一共多少度。其实不管近视、远视和散光都是分开说的，也就是近视、远视多少度合并散光多少度。

眼镜处方的规范写法为：标明眼别，先写右眼，后写左眼，右和左可缩写为R和L，或用拉丁文缩写OD和OS代表，双眼可缩写为OU或BE。配镜处方通常采用的格式图示如下。其实眼镜处方很简单，把主要的6个数值搞清楚就基本明白了，其数值和符号代表的意义可以参见前面的"怎样看验光数据"。除了6个常用球柱镜等数值，眼镜处方上还有一个瞳距数值，瞳距指的是两眼瞳孔中心之间的距离，用"PD"表示。配框架眼镜时通常需将镜片的光学中心对准瞳孔中心，镜片的光学中心一定要和眼的视线相符合，否则进入眼内的光将发生偏斜。每副眼镜都要测定光学中心并把它安装适当，所以瞳距是眼镜处方里非常重要的一个数据。瞳距通常是用标尺或瞳距仪来测量，可以测量两眼瞳孔中心之间的距离，也可以测量两眼角膜边缘之间的距离。

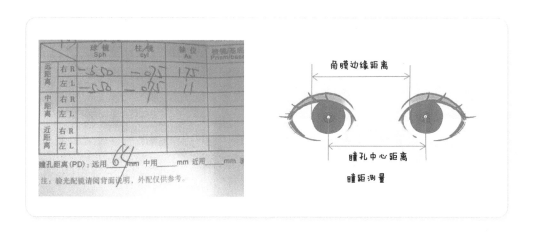

眼镜处方有时是配远用（DV）眼镜如近视镜，有时是配近用（NV）眼镜如老花镜，有时还需同时配远用和近用眼镜，通常先写DV处方，后写NV处方。远近联合处方还可以写成附加Add格式，例如：眼镜处方OU：PL（平光）Add：+1.50D，表示双眼远用是平光无度数，近用凸透镜150度。

还有一小部分斜视患者的眼镜处方中除了球镜柱镜还联合了棱镜。棱镜度用符号"△"表示，并要标明棱镜基底朝向。例如：–3.25DS/–1.25DC×80/3$^{\triangle}$BD，处方表示325度近视球镜联合125度近视柱镜，轴位80度，3棱镜度，BD表示棱镜基底朝下。

电脑验光和眼镜处方中度数和正负号的表示方法是一样的，但是二者的意义不同，电脑验光是机器对人眼的屈光度即刻测量的数据，存在测量误差，而眼镜处方是经过验光师或者医师综合评估后给出的适合眼睛的最终屈光度，特别是儿童和青少年的眼镜处方必须是散瞳验光后综合分析的结果。所以，只根据电脑验光结果就出具眼镜处方是不规范的，一个规范的眼镜处方一定是在专业医务人员一整套规范的验光步骤基础之上，结合有无斜视等眼部疾病，根据佩戴者的身材和个体需求如习惯阅读距离、习惯阅读字体等以及试戴情况综合分析调整才能得出的。

戴了眼镜后感到不适除了镜片本身的质量问题或眼镜定配技术问题或安装位置不合适的原因外，大部分原因是验光结果不准确。

孩子眼睛处在生长发育期，眼睛一旦有屈光不正等问题需要配镜，一定要精准测量眼睛度数，除此之外镜架选择也非常重要，镜架选得不好，再精准的度数也达不到精准的效果。眼镜架要根据脸宽、瞳距及鼻梁的高度来选。最简单的方法是试戴，即戴上眼镜后双眼瞳孔要在各自镜片偏内、中上1/3处，镜腿舒适不夹头、不压鼻梁，轻微活动不下滑。青少年、婴幼儿的镜片要够宽，这样下方视野不受影响，既有利于看远，又有利于下方的阅读和学习。近视度数大的孩子最好不要选择过大的类似正圆形的镜架，因为度数大镜片就厚，圆镜架会较重，易压迫鼻梁并且易下滑。

（1）婴儿眼镜架　材质应为轻、软的硅胶，镜腿为两根硅胶软腿，镜腿后面可配一根硅胶带相连于脑后，像一个帽子似地扣在头上，起到固定作用。这样的眼镜既不会压迫鼻梁、耳朵，又能保持良好的稳定性。

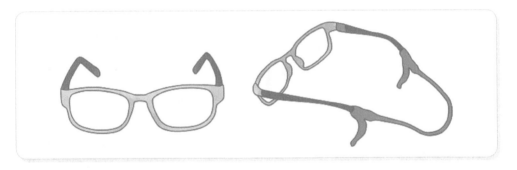

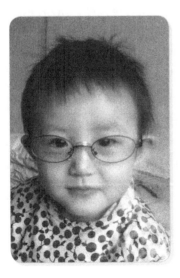

（2）幼儿眼镜架　应选超轻材质或硅胶，眼镜框要柔软，材质无毒、不易折断，因为幼儿容易磕碰，还易把眼镜当玩具，放在嘴里咬或随手放。镜片要偏大的，孩子活泼好动，通过镜片的视野要足够大才行。镜框的鼻托应该低一些或使用软托，这是因为幼儿的鼻骨还未发育完全。镜腿要软，不能夹头，或后面有软钩扣住耳朵，也可以通过末端穿入挂绳，然后绕扣在幼儿后脑勺上，以保证眼镜佩戴的稳定性。

（3）学龄儿童眼镜架　应选超轻材质或硅胶，不易折断。儿童不适合戴金属架眼镜，普通金属材质重，也容易引发过敏，并且金属镜架一旦意外折断，断端会比较锋利，对孩子的损伤会较大。左图宝宝戴的是金属架，且镜架偏大，不适合儿童。

55. 什么是散光？

散光是屈光不正的一种类型，散光可以由角膜引起，也可以由晶状体引起，我们通常所说的散光指的是角膜和晶状体散光叠加后的结果，指的是二者散光的总和。

平行光线进入眼内后，由于眼球在不同子午线上屈光力不等，不能聚集于一点（焦点），而形成焦线，也就不能形成清晰的物像，这种情况称为散光。通俗地说就是眼球长得不太圆，不像几何图形那么规则，光线通过眼睛透明介质时本应该发生正常的折射但发生了散射。散光按表现形式，可分为规则散光和不规则散光，前者可以用镜片矫正，后者无法用普通镜片矫正。大部分散光都是规则散光。规则散光是两个主要子午线（即屈光力最大的与屈光力最小的子午线）相互垂直，又分为顺规散光、逆规散光、斜轴散光。顺规散光是垂直子午线的屈光度大于水平子午线的屈光度，可用正柱镜轴位在90°或负柱镜轴位在180°矫正，这种散光较常见。逆规散光是水平子午线的屈光度最大，用负柱镜轴位在90°或正柱镜轴位在180°矫正。散光的轴位在垂直或水平子午线30°以外的称为斜轴散光。

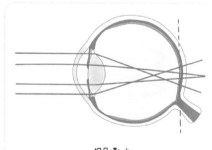

规则散光

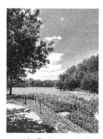

正常眼看到的图像

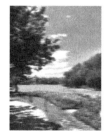

散光眼看到的图像

中高度散光对看远看近都有影响，轻度的散光一般裸眼视力受影响不大，用眼过多可能容易出现眼部不适、胀痛、视力模糊等视疲劳症状，还可能会引起头疼。这是因为眼球不同子午线上屈光力不同，在眼内形成两条焦线，眼睛为了看清物体则会动用更多的调节。但是严重的散光，视物会看不清并出现扭曲，看物体还会有重影。幼儿散光往往是先天的，因幼儿眼睛还未发育完善，幼儿轻度散光不影响视觉发育的不需要治疗，只需定期监测儿童视力发育即可。幼儿严重的散光不能形成清晰的像，必须配戴合适的散光眼镜，若得不到矫正有可能影响视力发育，形成弱视。这样的孩子一般精细视觉差，爱揉眼。学龄前及学龄儿童，大于150度的顺规及逆规散光、大于100度的斜轴散光需配镜矫正。需要矫正的远视或近视同时伴有散光时，如散光大于50度需同时矫正散光。如果只伴25度散光但矫正后视力明显提高者，也应给予矫正。初诊200度以上散光或随访时散光变化较大者都应在医院检查角膜地形图或眼前节分析系统以排除圆锥角膜的可能性。

孩子的眼睛如果有散光，因学习期间用眼较多，为了看清物体动用更多的调节，为了控制进入眼内的光线会表现为长期皱眉、眯眼，引起睫状肌调节痉挛导致视物模糊，进而容易引起近视的发生和散光的加重，所以对于超出生理范围的散光，一定要佩戴合适的散光镜并且要长期佩戴。轻度的顺规散光，若没有临床症状不必矫正，若有视力下降或出现视疲劳和视觉干扰症状者，应佩戴矫正眼镜，轻度的逆规散光尽量配镜足矫。

儿童佩戴眼镜前应经过散瞳验光，还可结合角膜曲率的测量，以了解真正的散光性质和程度，再结合主观试镜，才可确定配镜处方。高度散光不能适应框架眼镜者可选择角膜接触镜矫正。

56. 渐进多焦眼镜、双光眼镜适合孩子佩戴吗？

渐进多焦眼镜镜片上部设计成远用的光度，下部设计成近用的光度，上下部分之间被设计为一个连续的"过渡区"，戴镜者可以通过远用区和近用区分别看清远距离和近距离的物体，通过中间区看清中间距离的物体。因此在一只镜片上可同时拥有看远距、中等距及近距所需的不同屈光度。渐进多焦眼镜适用于有老花或是有视疲劳的人群，尤其是需要长时间近距离工作者出现老花现象后，不仅需要看清远、近的物体，大多数时间还要能看清中间距离的物体。一副科学定制的渐进多焦眼镜可以同时满足远用、近用和中间各个距离的使用需求。

双光镜是镜片上部设计成远用的屈光度，下部设计成近用的屈光度，上下部分之间没有"过渡区"，戴镜者通过上方远用区看清远距离的物体，下方近用区看清近距离物体。

那么儿童及青少年适合佩戴渐进多焦眼镜和双光眼镜吗？答案是只有部分特殊的儿童适合佩戴渐进多焦眼镜或者双光眼镜，比如部分合并内斜视或内隐斜

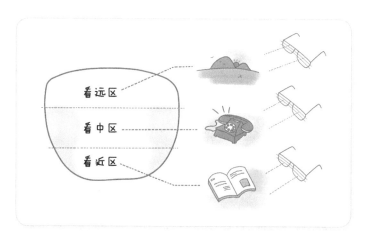

的孩子，能否佩戴多焦眼镜或双光眼镜需要经过医生检查后确定。渐进多焦眼镜和双光眼镜只有少部分近视孩子适合，而大部分近视孩子不适合的原因有如下两点：

（1）人在看近处物体的时候有一个称为"近反射三联动"的动作，指的是：眼睛看近时，睫状肌调节、双眼集合和双眼的瞳孔同时缩小这三个动作是同时发生的。看不同的距离，双眼的集合角、调节度和瞳孔的大小是相互对应的。当戴上双光眼镜或者渐进多焦眼镜后，看近时需要的睫状肌调节减少但是需要的双眼集合不减少，这样就产生不协调的运动，打破了三联动的规律。三联动关系紊乱会导致什么后果？①容易疲劳；②斜视；③近视发展速度快。所以只有近视伴有内隐斜的孩子适合配双光或者渐进多焦眼镜，因为内斜或者内隐斜的孩子看近处正好不需要集合，和眼睫状肌不需要调节正好形成一个新的平衡，但是90%的近视青少年都是调节滞后引起的外隐斜，戴上双光和多焦点镜片后会加重外隐斜和视疲劳的症状。

（2）渐进多焦眼镜镜片左右两侧有部分范围的变形区，刚佩戴渐进多焦眼镜时，对于感觉相对敏感的人来说，可能需要很长时间去适应，这也是很多人戴渐进多焦眼镜会感到不适的原因。易晕车者或有内耳疾病的人可能因无法耐受视物的轻度变形而出现头晕、恶心、呕吐等症状，且很难在短时间内适应渐进多焦点。镜片的阅读区比一般双光镜位置低，阅读时须将头抬高才能使眼球下转至阅读区，脖子短、颈椎有问题的人往往很难保持这样的阅读姿势，此外，已经习惯于近阅读时弯背低头的人也较难适应该镜片。

综上所述，渐进多焦眼镜和双光眼镜佩戴因人而异，不要听信商家宣传，盲目给孩子佩戴。

对于学龄儿童和青少年主要是佩戴框架镜和角膜塑形镜矫正近视，角膜塑形镜对于近视度数增长过快和两眼屈光参差的治疗有独特的优越性。那么什么是角膜塑形镜？

角膜塑形镜采用四区七弧反转几何设计，四区分别为：基弧区（BC）；反转弧区（RC）；定位弧区（AC）；周边弧区（PC）。基弧区：一般宽6mm，基弧区的曲率平坦。反转弧区：一般宽1.5mm，反转弧较基弧陡，该区分两弧以改善其与基弧和定位弧的连接，与塑形速度有关，反转弧越陡，塑形速度越快。但不是塑形速度越快越好，过陡的反转弧常常造成镜片配适过紧，镜片不活动，或角膜上皮大量脱落。定位弧区：一般宽2.5mm，也分为两弧，设计原则是使镜片在该区域与中周部角膜曲率平行或匹配，是为了使镜片能稳定地戴在角膜表面。周边弧区：一般宽0.4mm，同样有两弧，周弧较定位弧平，使镜片边缘翘起，便于泪液交换。

角膜塑形镜是采用一种特殊逆几何形态设计的角膜接触镜，将镜片放置在角膜表面，镜片与角膜间空隙靠泪液填充，通过眼睑压迫，使得角膜上皮重新分布，改变角膜曲率，达到矫正视力的目的。角膜塑形镜的治疗方法主要是通过夜间睡眠时佩戴，达到重塑角膜形态的功效，通常效果非常好。角膜塑形镜的夜间佩戴时间是6～10h，最佳时间是7～8h。

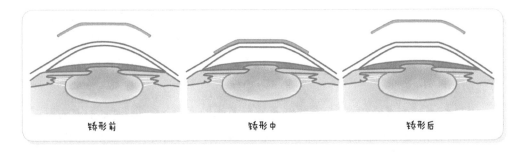

塑形前　　　　　　　　　　塑形中　　　　　　　　　　塑形后

角膜塑形镜矫正青少年近视最主要有两大好处，第一让近视孩子成功摘掉眼镜，白天不戴镜也能看清；第二能有效抑制近视度数的增长。为数众多的儿童选择角膜塑形镜的原因是其对进展性近视控制的有效性，且以夜间佩戴为主，不影响白天活动。2012年，我国眼视光学组专家建立了角膜塑形镜验配专家共识，旨在制定角膜塑形镜验配流程，并对流程中所有的检测技术包括客观检测做出相应规定，使临床角膜塑形镜验配工作走向规范。

58. 角膜塑形镜矫正近视的优点和缺点有哪些呢？

角膜塑形镜在国内已经应用了十几年，抑制近视增长的疗效确切，已经受到广大用户的喜爱，但是任何事物都有自己的优点和缺点，只要我们很好地认识到角膜塑形镜的缺点，平时使用的时候尽力趋利避害，这样就能安全有效地享受新技术带来的好处。

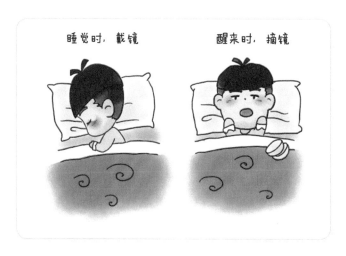

（1）角膜塑形镜矫正近视的优点

① 角膜塑形镜最大的优点就是不用戴框架眼镜，也就是说经过一夜佩戴角膜塑形镜片，在白天不借助任何矫正工具的情况下，也可使裸眼视力明显提高，这样可以摆脱框架眼镜的束缚，使小孩玩耍及体育运动更加自如，又可以减少框架眼镜带来的意外伤害（尤其是比较好动和调皮的小男孩）。也可以解决有些小孩对自己外观有要求而不想戴眼镜的苦恼。

② 另外一个最突出的优点，就是为抑制近视度数增长较快提供了一个很好的选择，主要是能抑制眼轴的快速增长。根据临床研究观察及医学论文公开的疗效来看，佩戴角膜塑形镜的孩子每年近视度数的增加幅度在25度左右，而框架眼镜的增加幅度则在100度左右（这句话并不代表戴框架眼镜会使近视度数增长，近视度数的增长跟戴不戴框架眼镜没有任何关系，不戴框架眼镜的真性近视每年度数的增幅会更高）。

（2）角膜塑形镜矫正近视的缺点

① 验配技术要求较高，需要眼科医生或是经验丰富的视光学技师验配，不能随随便便去没有资质的眼镜店或者验光机构验配。

② 价格偏贵，一副镜片根据品牌和度数的不同价格从几千元到一万多元不

等，一般低度数镜片便宜，高度数镜片比较贵，散光镜片最贵，一年到一年半左右需要更换，平时还需要护理液护理。

③ 卫生要求高，依从性要好，需定期到眼科复查角膜、镜片，镜片需定期清除蛋白质。

只要我们严格按照医生嘱咐的步骤去做，并且定期复查，完全能避免眼部感染。定期清除蛋白质，细心呵护镜片能延长镜片的使用寿命。

59. 角膜塑形镜佩戴流程及注意事项是什么？

角膜塑形镜抑制近视的增长已经被证实安全有效，但是在佩戴过程中，一定要遵守如下佩戴流程：

（1）用肥皂洗干净双手，保持右手食指相对无菌（翘起右手食指），打开镜盒盖，拿出吸棒，铺好消毒毛巾。

（2）双眼各滴入舒润液一滴。

（3）从护理液中取出镜片，指腹辐射状清洗约60次。

（4）用生理盐水或者专业冲洗液冲洗镜片正反两面，尽量要冲净上面的清洗液（忌用自来水、矿泉水）。

（5）左手绕过头顶，左手中指扒开上眼睑，右手中指扒开下眼睑，将镜片轻轻放在眼角膜上，并检查位置是否居中，有无气泡。

（6）戴镜10min完全适应镜片后方可睡觉。

（7）取下眼镜片之前，双眼各滴入舒润液一滴，待镜片在角膜上能滑动时用吸棒吸住镜片周边取下。

（8）取下后用生理盐水或者专业冲洗液冲洗镜片，放入新装护理液的镜片

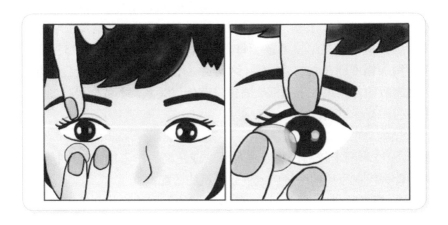

盒中。

在佩戴过程中应注意：① 感冒、身体不适时停戴；② 结膜、角膜炎症时停戴；③ 定期复查。

容易发生碎片的情况：

（1）在镜片储存过程中易导致碎片的情况

扁平盒装镜片碎片一般有三种情况：① 护理液放太满，镜片还浮在边沿就拧镜盖压碎。② 镜片凹面朝下与盒底形成真空，然后用手或吸棒使劲取镜，摁碎。③ 盒中未放护理液然后放在车上颠簸碎片。

直条形镜盒装镜片碎片有两种情况：① 放镜片时碰在卡槽边上，造成不易发现的裂痕、豁口，容易导致下一步使用时"莫名其妙"的碎片，严重的当场直接崩边。② 镜片两边未完全夹在夹子中，一边在夹子里一边在夹子外，长期受力不均，某天拿出来就变成两半了。

（2）洗镜片时碎片有六种情况：① 把镜片放在单指上洗片。② 有划痕镜片使劲往下压未控制力度。③ 经常用锋利指尖划片，划痕变裂痕。④ 拇指和食指垂直拿片，未控制力。⑤ 洗镜片时单手翻转镜片，有些小孩喜欢玩镜片，单手把镜片从凹面变成凸面或从凸面变成凹面，翻转时用力不好，镜片也容易变成两半。⑥ 掉片碎片，一般为踩碎。

（3）摘镜时碎片有三种情况：① 镜片有裂痕或划痕，晨起又未经充分润滑，因戴了一晚上的镜片会稍紧，用力垂直取镜时，易导致镜片破损。② 从吸棒上取下镜片时，直接捏着镜片两边端起，而不是从旁边滑出。③ 从吸棒取下镜片时，不能只捏住镜片边角，当吸棒吸得太紧时，容易破边。

另外最常见的是季节性碎片，冬天气温低，手僵硬，接触镜片时力度控制不好产生以上情况的压碎（取戴前需暖手）。

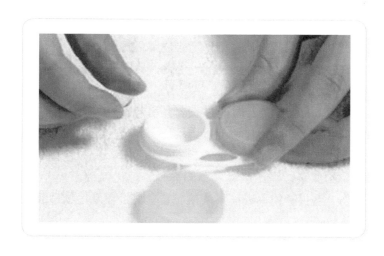

60. 佩戴角膜塑形镜会遇到什么问题？

在初期接触塑形镜的时候，家长往往有很多的问题，大致总结如下：

● 戴多久能达到正常视力？戴镜后的视力恢复状况与眼睛本身的屈光度及角膜塑形条件相关，如近视400度以内的，曲率在最佳值，配适合适，应该一周之内裸眼视力达到正常。

● 为什么个别孩子视力恢复慢？塑形镜的效果与孩子本身角膜的生物力学数据相关，如眼压、e值、曲率值、散光度数等，一般度数大或曲率低，都会影响塑形效果，戴镜时间也很关键，时间过短也会导致裸眼视力恢复慢。

● 塑形初期视力不稳定是什么原因？塑形初期由于塑形镜作用于角膜的时间过短，被塑形的角膜很快恢复原状，导致视力不稳定。

● 早起视力不好，眼前有雾是怎么回事？戴镜时间过长及镜片配适过紧，会导致角膜上皮水肿，待水肿消失后视力会清晰一些。

● 屈光参差戴塑形镜视力恢复有差别吗？只要是在正常塑形镜治疗范围之内应该无任何差别，但偶尔会遇到屈光参差比较严重的也有一些视觉质量上的差别。

● 黑暗的地方有虚影的原因？由于瞳孔在黑暗的环境中会散大，当瞳孔直径大于角膜表面被塑形的光学区直径，就会形成虚影。

● 重影是怎么回事，重影一般多久能消失？戴了很久一直重影怎么办？戴塑形镜初期，由于角膜屈光状态的改变，造成短时间内视物重影，一般塑形稳定后重影会逐渐减轻至消失。也有一些是因配适不良导致镜片偏位或中央岛引起的，需要重新配适。

● 塑形镜长期戴有无副作用？没有，验配合适的塑形镜只要正常按照医生的指导方法戴镜、定期复查、遵从医嘱均不会对眼睛产生不良影响。

● 连续戴多久就可以适当休息？塑形镜佩戴是不需要休息的，但根据患者自身反应情况，医生可以酌情处理，给予适当间隔佩戴。

● 停戴多久角膜能恢复原来状态？一般1个月左右角膜曲率及屈光基本恢复原来状态，恢复后角膜本身无改变。

● 戴镜超过10h会怎么样？时间过长容易引起角膜缺氧，造成上皮水肿，度数偏低的患者也容易引起视力过矫现象。

● 戴镜突然出现异物感和眼疼的原因有哪几方面？首先检查眼睛本身，是否有角膜的损伤、结膜炎症、结膜囊及角膜异物、理化刺激，其次检查镜片情况，是否有镜片划伤、磨损、镜片表面不清洁、蛋白质沉积及污物过多、镜片配适过紧等情况。

● 戴镜后或摘镜后眼睛红怎么回事？一般是由于镜片刺激及理化刺激引起结膜充血，这种因刺激引起的充血在短时间内结膜适应后逐渐减轻。可预防性短期少量使用抗生素。

● 睡觉时镜片挺正，早起的时候就偏位的原因？夜间戴镜揉眼可能导致镜片移位，我们可以检查镜片配适，如果配适没有问题，也可以检查角膜地形图，确认镜片偏位的大致时间。镜片的清洁程度也很关键，镜片太脏也会导致镜片的稳定性不良。

● 塑形镜白天戴是否可以，如果戴效果好吗？一般塑形镜只允许夜戴，但是针对个别高度数患者，可以采取临时日间戴镜方式，但首先确保安全性。

● 戴镜后复查时间？第一天、第一周、第一个月、第三个月，半年复查，特殊情况遵医嘱。

● 18岁以后还用戴么？根据个人需求，塑形镜的使用范围是8～40岁。

● 塑形镜能治疗远视、老视吗？根据塑形镜的特殊光学区压平设计，目前只适合近视治疗，不适合远视、老视。

● 新片有磨痕，划痕是否影响戴镜？新镜片到货后需要除蛋白质，在除蛋白质的过程中，会有少许的磨痕，但是这种磨痕在以后的清洗中也会产生，轻微的划痕不会影响戴镜效果，但是比较重的划痕会影响镜片的清洁程度，需要换镜。

● 感冒不发烧能戴吗？不能，只要是全身免疫力下降均不适合戴镜。

● 左右眼戴错了后果是什么？舒适度降低，直接会造成角膜损伤，塑形镜片不符合角膜的各项参数，影响佩戴效果。

● 检查时的角膜染色对眼睛有伤害吗？染色用荧光素钠无毒副作用，常用于眼科检查角膜损伤情况以及判断镜片配适情况。

● 镜片洗多少下？以镜片清洗干净为主，一般要求60次左右。

需要提醒家长注意的是：佩戴角膜塑形镜一定要遵医嘱定期到医院复查，如果出现眼红、异物感、看东西发雾等不适应及时就诊检查。

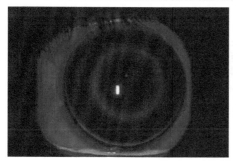

镜片与角膜贴合过紧

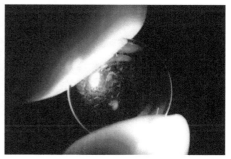

镜片划痕

眼部屈光手术，是矫正近视、远视、散光的方法。根据手术的部位，可分为角膜手术、晶状体手术和巩膜手术三大类。

（1）角膜手术（分为激光与非激光手术，共10种）

① 放射状角膜切开术（RK）

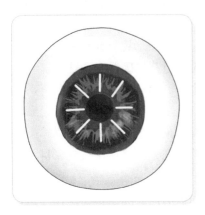

采用角膜光学区的非穿透性放射状切口，使角膜变平减轻近视。该手术因预测性差、视力波动、眩光、回退、角膜瘢痕、外伤易致眼破裂等并发症，目前已被激光角膜屈光手术所取代。适用于近视200～400度的成年人。

② 准分子激光屈光性角膜切削术（PRK）

应用机械、激光或化学法去上皮，准分子激光切削角膜中央前表面，即除去上皮层的前弹力层和浅层基质，使角膜中央变平矫正近视或变陡矫正远视等，因术后疼痛、需长期用药、易回退等已逐渐被下面的LASIK替代。适用于屈光度小于600度的近视，且稳定2年以上，矫正视力大于0.5的成年人。

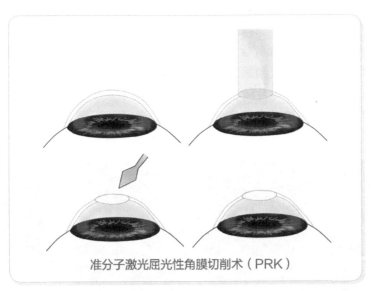

准分子激光屈光性角膜切削术（PRK）

③ 准分子激光角膜原位磨镶术（LASIK）

利用微型角膜刀制作一直径约8.5～9.0mm、厚度约130～160μm的角膜瓣，然后用准分子激光切削角膜中央区使之变平矫正近视或变陡矫正远视，激光切削结束后将角膜瓣复位。手术适应证比PRK广，适用于近视100～1400度、600度以内的散光及600度以内的远视。

④ 超薄型准分子激光原位角膜磨镶术（超薄LASIK）

超薄LASIK是把角膜瓣做得更薄的LASIK手术。将角膜瓣厚度控制在100μm左右。手术安全性和术后稳定性高。

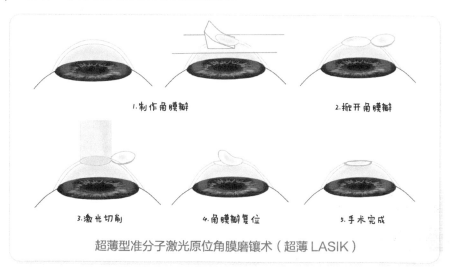

1.制作角膜瓣　　　　　　　2.掀开角膜瓣

3.激光切削　　　　　4.角膜瓣复位　　　　　5.手术完成

超薄型准分子激光原位角膜磨镶术（超薄LASIK）

⑤ 准分子激光上皮瓣下角膜磨镶术（LASEK）

通过酒精软化角膜上皮，使角膜上皮的基底细胞与角膜Bowman膜分离，将上皮瓣翻转，常规PRK后再将上皮瓣复位。更适用于角膜薄的近视眼、小睑裂等。

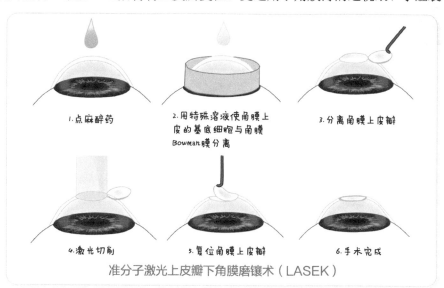

1.点麻醉药　　　　2.用特殊溶液使角膜上　　　3.分离角膜上皮瓣
　　　　　　　　　皮的基底细胞与角膜
　　　　　　　　　Bowman膜分离

4.激光切削　　　　5.复位角膜上皮瓣　　　　6.手术完成

准分子激光上皮瓣下角膜磨镶术（LASEK）

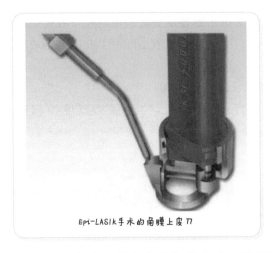

Epi-LASIk手术的角膜上皮刀

⑥ 准分子激光机械法上皮瓣下角膜磨镶术（Epi-LASIK）

采用特制的角膜上皮刀制作角膜上皮瓣，厚度仅50～60μm，完全由计算机和全自动机械控制，制作的上皮瓣特别平整。激光切削后将上皮瓣复位。本技术适合于1600度以内近视及角膜较薄的患者。临床应用时间不长。

⑦ 经角膜上皮的准分子全激光角膜切削术（TransPRK）

采用准分子激光去除角膜上皮，再用准分子激光扫描治疗近视，TransPRK手术完全摆脱了角膜刮刀、酒精、上皮刀，手术的两个步骤全部通过准分子激光

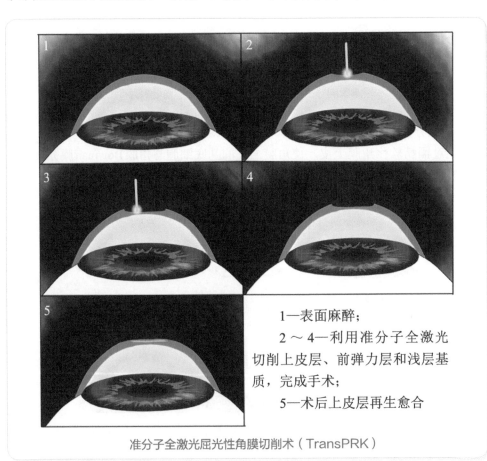

1—表面麻醉；

2～4—利用准分子全激光切削上皮层、前弹力层和浅层基质，完成手术；

5—术后上皮层再生愈合

准分子全激光屈光性角膜切削术（TransPRK）

完成，所以又称"全准分子激光表层切削手术"。建议适用于屈光不正度数（近视、远视或散光）大于100度的患者。对于低度屈光不正（例如低于150度），应设置较大的激光治疗光学区（>7mm）以求完全切除角膜上皮组织。

⑧ 角膜基质内环植入术（ICRS）

ICRS是在角膜周边部做两个放射状的切口，将两片PMMA材料的环状片段插入角膜基质内。该片段只有针尖大小，是水凝状物质，术后无异物感。主要矫正低、中度近视，也是治疗圆锥角膜最有效的办法，目前尚未广泛应用，处于临床试用阶段。

⑨ 半飞秒激光原位角膜磨镶术（LASIK）

以飞秒激光制作角膜瓣辅助准分子激光原位角膜磨镶术。

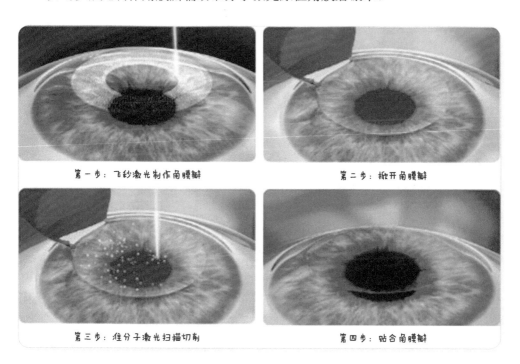

第一步：飞秒激光制作角膜瓣

第二步：掀开角膜瓣

第三步：准分子激光扫描切削

第四步：贴合角膜瓣

⑩ 全飞秒激光原位角膜磨镶术（SMILE）

全飞秒激光手术全程不需要制作掀开式角膜瓣，也不涉及准分子激光，而是用全飞秒激光在角膜内部通过两次深度不同的层间爆破，将要切削的角膜基质完整塑形，通过一个2～4mm的微小切口取出，完成手术。"全飞秒"比"半飞秒"手术更精确、更安全、更舒适，术后恢复更快。

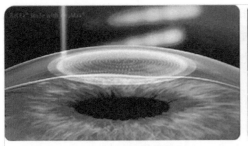
第一步：飞秒激光扫描制作微透镜（一）

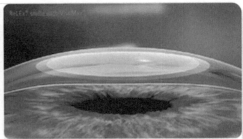
第二步：飞秒激光扫描制作微透镜（二）

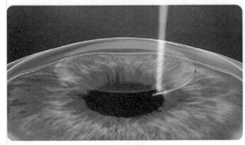
第三步：飞秒激光制作微切口

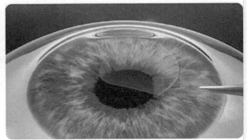
第四步：取出微透镜

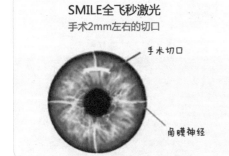
SMILE全飞秒激光
手术2mm左右的切口
手术切口
角膜神经

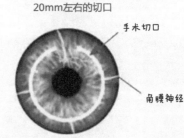
普通激光手术 角膜瓣手术
20mm左右的切口
手术切口
角膜神经

（2）晶状体手术

晶状体手术分为有晶状体眼与无晶状体眼手术。

① 有晶状体眼屈光性人工晶状体植入术

根据眼球情况和人工晶状体安装的位置分为3种手术方式。手术原理是在角膜缘做微小切口，把特制的人工晶状体植入眼球内的前房或后房，不磨损角膜，无需摘除原来晶状体，保留眼球生理结构的完整性和调节功能。该手术实际上把镜片由眼外移到眼内，且手术可逆，若不需要这种人工晶状体，可取出。该手术矫正屈光范围大，适于1300～3000度超高度近视、300度以上散光、角膜很薄不能实施激光手术的患者。

a.前房虹膜夹型

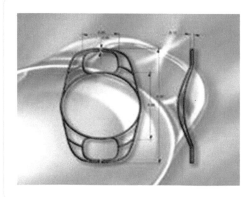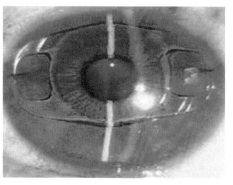

b.前房房角支撑型

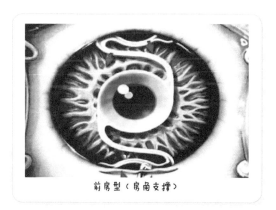

c.后房型（ICL）

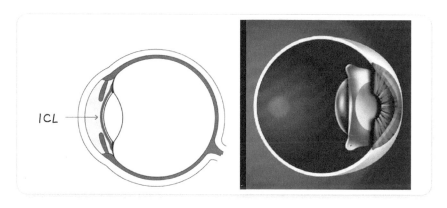

② 无晶状体眼人工晶状体植入术（透明晶状体摘除人工晶状体植入术）

超声乳化＋人工晶状体植入术：手术方法是在角膜缘做小切口，用超声乳化将原来晶状体粉碎后吸出，植入经过计算后的人工晶状体，用来治疗白内障合并有近视或远视的患者。优点是同时治疗白内障和近视或远视眼。目前此种方法已在临床上广泛应用。

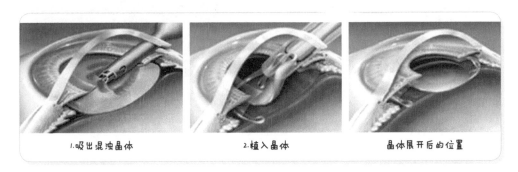

1.吸出混浊晶体　　　　2.植入晶体　　　　晶体展开后的位置

（3）巩膜手术

后巩膜加固术：应用医用硅胶海绵、异体巩膜或阔筋膜等加固和融合后极部巩膜，支撑眼球后极部，阻止进行性扩张和眼轴进行性延长，一定程度上减少了近视眼的度数。此术适合于控制高度近视的眼轴进行性延长，尤以青少年高度近视眼球轴长超过26mm、近视屈光度每年加深发展超过100度者。

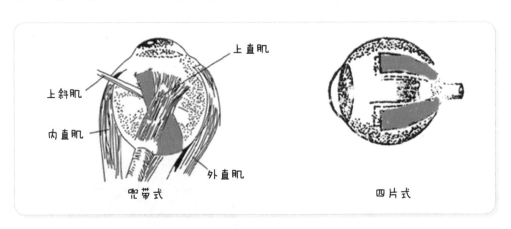

上直肌
上斜肌
内直肌
外直肌
兜带式　　　　　　　　四片式

62. 什么是准分子激光手术和飞秒激光手术？

准分子激光是一种波长193nm的紫外光，其特性为光子能量大，波长极短，对组织的穿透力极弱，不会穿入眼内，仅被组织表面吸收，对周围组织无损或损伤极微。准分子激光角膜屈光治疗技术是用准分子激光对角膜拟去除的部分组织予以精确气化，以此改变角膜前表面的形态，调整角膜的屈光力，使外界光线能够准确地在眼底会聚成像，达到矫正近视的目的。准分子激光角膜屈光手术在全世界开展30余年，我国引进这项技术至今20余年（1993年5月，北京），手术技术不断发展，方式不断完善。准分子激光手术目前是大家公认的解决近视度数安全有效的方法。该手术特点是：成功率高，风险小，手术时间短，术中无痛苦，术后护理简单，术后第二天大部分患者即能达到最佳视力。

随着技术的发展，飞秒激光手术特别是全飞秒激光手术近几年越来越火，那么准分子激光和飞秒激光究竟有哪些区别呢？飞秒激光是一种以脉冲形式运转的激光，持续时间非常短，飞秒就是1/千万亿秒，它比利用电子学方法所获得的短脉冲要短几千倍，是人类目前在实验条件下所能获得的最短脉冲。飞秒激光与常规准分子激光近视手术不同的地方就在于制作角膜瓣。飞秒激光手术是用激光来制作角膜瓣，无需刀片；而常规的准分子激光手术，是用机械性角膜板层刀来制作角膜瓣。飞秒手术全程"无刀"，术者设计好要解决的相关近视和散光的数据后，电脑指挥仪器自动完成手术，切削精准，误差非常小，因此其制作的角膜瓣表面更加平滑。

以下为准分子激光手术设备和手术原理示意图：

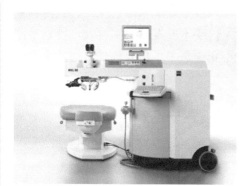

准分子激光手术设备

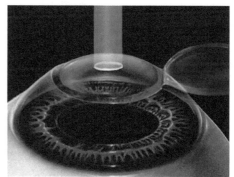

手术原理示意图

63. 激光手术治疗近视安全吗？

屈光不正的矫正技术发展日新月异，从玻璃镜片，到树脂镜片，到超薄镜

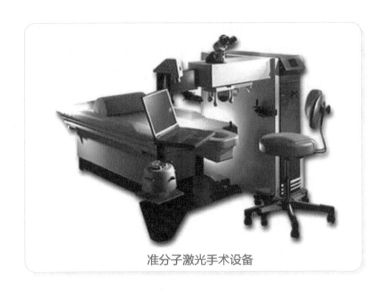

准分子激光手术设备

片，到隐形眼镜，再到准分子激光角膜切削，这些技术的发展，为屈光不正的患者带来了福音！然而，任何事物均有两面性，新技术在给人们带来欢乐的同时，也或多或少带来不良的后果，屈光不正矫正技术也不例外。

屈光不正矫正手术开展20多年，当今设备先进，技术成熟，方式多样，特别是半飞秒和全飞秒激光手术已被广大医生和患者所接受。目前先进的技术、多种手术操作方式以及个性化的手术设计，使每位患者获得多种手术方式的选择机会并达到更精确、安全、合理的治疗效果，以及更好的术后视觉质量。在当今手术量逐年增加、手术医院逐渐增多的情况下，手术并发症仍旧存在，特别是严重并发症仍不能完全控制。因此，对待屈光不正矫正手术仍要理性看待，手术安全性问题仍需强调和高度重视。

主要问题集中在角膜并发症和光学并发症方面。少数患者术后可能出现难治性干眼，也有出现严重感染、瓣破损、角膜融解、层间上皮植入等，甚者眼外伤后角膜瓣裂伤、丢失、混浊等。现在光学并发症也比较突出，主要包括眩光、夜间或暗处视力差等，还有对手术后角膜变薄的未来状况担忧等问题。

夜间视觉差是多数患者抱怨的问题，特别是男性患者暗视力明显差于白天。干眼问题在表层手术、飞秒激光技术中发生率明显降低，时间也缩短，多数患者通过药物治疗3个月内基本恢复。一般术后角膜感染、融解的并发症极少发生，但是一旦发生后果极其严重，甚者会发生角膜白斑导致需要进行角膜移植，患者视力终生不能提高。

为了更好地使患者获得手术后的视觉质量，波前像差引导的手术也被广泛应用。但患眼存在的像差有着很大的个体差异。因此，需要因个体进行手术设计以及对于术后不满意患者进行波前像差引导的再次手术是使患者获得较高满意度的重要手段。

总之，随着角膜屈光手术的术前相关检查、手术条件及术后治疗方案的日益规范化，保证患者获得良好视力矫正同时仍要强调手术的安全问题，医者控制手术并发症，提高救治水平，这一手术技术才能健康、顺利发展。

64. 激光手术治疗近视的适应证和禁忌证是什么？

屈光不正不像其他眼疾不采取手术治疗就不能恢复或提高视力，它是可选择性手术，所以一定要严格掌握手术的适应证和禁忌证。

（1）屈光手术的一般适应证

① 患者本人有手术的愿望；

② 年龄满18周岁以上；

③ 近两年屈光度数稳定不增长；

④ 双眼屈光度数参差差异较大，不能戴镜；

⑤ 眼部无活动性眼病；

⑥ 眼部参数符合手术要求；

⑦ 全身无手术所限制的疾病者；

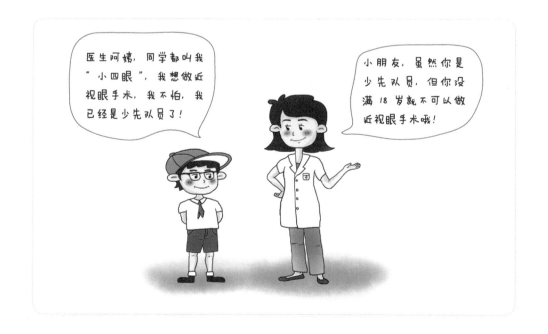

⑧ 患者了解手术的目的和局限性。

（2）屈光手术的次要适应证

① 软性隐形眼镜应停戴1～2周，硬性隐形眼镜应停戴2～3周；

② LASIK再次手术应间隔3～6个月以上，PRK最好间隔1年以上，RK手术最好间隔2年以上，穿透性角膜移植术后1年半以上。

（3）屈光手术的禁忌证

① 患者本人没有手术的要求；

② 对视力要求极高，又对手术顾忌极大者；

③ 患者年龄不符合手术要求者；

④ 眼部参数不符合手术要求者；

⑤ 眼部有活动性炎性病变者；

⑥ 眼部有影响视功能的前后段病变者；

⑦ 全身有影响眼部伤口愈合的疾病者；

⑧ 患者职业对手术有限制者。

65. 什么是弱视？

弱视是一种常见的与视觉发育相关的儿童眼病，严重危害儿童视功能。我国弱视发病率约为2%～4%，多为单眼，亦可双眼。发病的原因通常是在婴幼儿时期，知觉、运动、传导及视中枢等异常。由于眼部视网膜和视神经未能接受适

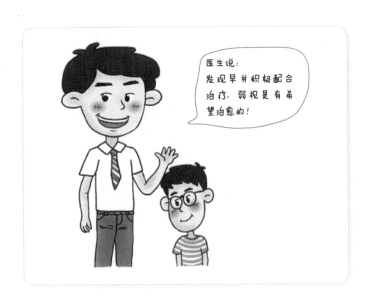

宜的视刺激，导致视觉发育迟缓，视觉功能减退，主要表现为视力低下及双眼视觉功能障碍。2011年弱视诊断专家共识中指出弱视是指视觉发育期由于单眼斜视、未矫正的屈光参差和高度屈光不正及形觉剥夺引起的单眼或双眼最佳矫正视力低于相应的年龄视力（3～5岁视力下限为0.5，6岁以上儿童视力下限为0.7）或双眼视力相差两行或以上。

弱视根据病因可分为以下几类：

（1）斜视性弱视，即单眼性斜视引起的弱视。

（2）屈光不正性弱视。多发生于未戴过屈光矫正眼镜的高度屈光不正患者，主要见于双眼高度远视或散光，两眼最佳矫正视力相等或相近。一般认为，远视大于500度、散光大于100度会增加产生弱视的危险性。

（3）屈光参差性弱视。两眼球镜相差150度，柱镜相差100度，可以使屈光度较高眼形成弱视。

（4）形觉剥夺性弱视。由于屈光间质混浊如先天性白内障、上睑下垂等因素导致视神经没有得到有效视觉刺激而发展成弱视。

弱视发生主要是由于在视觉功能发育的敏感期，一般认为是在5岁之前，存在上述病因，影响了视觉皮层对于视觉信息的感知，导致视力功能低下。儿童处于生长发育的阶段，身体各项功能的发育都要依赖正确的刺激，视觉功能也不例外。举个极端的例子，如果一个出生时视力完全正常的孩子，从出生时就生活在黑暗中，即使眼睛的结构完全正常，他的视力也会极度低下。如果我们在视觉发育敏感期去除了这些病因并进行治疗，那么对视功能的影响也是可以逆转的。所以年龄是关键，早期发现、早期治疗是弱视治疗的重要原则。儿童时期必须尽早筛查弱视，及早发现弱视发生的危险因素。

66. 怎样判断孩子有没有弱视？

弱视是指视觉发育期由于单眼斜视、未矫正的屈光参差和高度屈光不正及形觉剥夺引起的单眼或双眼最佳矫正视力低于相应的年龄视力（3～5岁视力下限为0.5，6岁以上儿童视力下限为0.7）或双眼视力相差两行或以上。

在弱视治疗中，年龄越小，治疗效果越好，早期发现、早期治疗是弱视治疗的重要原则。

在日常生活中，父母要注意观察宝宝的眼睛有无以下异常：双侧瞳孔的反光点是否对称；对强烈的光线有没有眨眼反射；注意宝宝走路有无异常；将比较醒目的物品放在孩子眼前，观察其是否能及时发现；观察孩子双眼、单眼注视时的

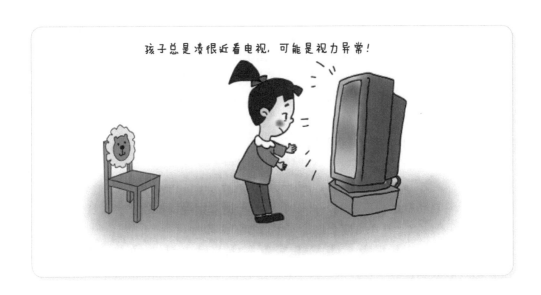

孩子总是凑很近看电视，可能是视力异常！

情况，是否凑得很近地看电视、看书；看东西时有没有异常的头位，比如是否喜欢抬头看、低头看、斜着眼睛或歪着头看东西；观察孩子看物体的时候，能否稳定地注视，能否追随移动的物体。

对于不愿配合检查视力的孩子，可通过遮盖试验来大致了解双眼视力情况，具体方法为：有意遮盖一只眼睛，让孩子单眼注视物体，若孩子表现很安静，而当遮盖另一眼时，孩子却表现出厌恶、烦躁、闪躲或哭泣，甚至欲拿掉遮盖物，那就提示孩子表现安静时被遮盖的那只眼视力有可能很差，应尽早到医院检查。

即使宝宝看上去"正常"，也不能完全排除弱视。对于轻中度的弱视、单眼弱视、微小的斜视，爸爸妈妈都没有经验来辨别。弱视的筛查是简单而有效的，主要内容有视力检查、眼位检查、屈光检查。这些检查是早期发现弱视的最好方法。3～6岁是弱视筛查和治疗的最佳时期。

67. 有了弱视怎么办？

弱视的形成是有原因的，有了弱视首先要针对弱视的原因进行治疗，如有屈光不正、屈光参差等屈光问题首先要进行准确合理的屈光矫正，有形觉剥夺如先天性白内障、上睑下垂等需尽早进行相应的手术治疗来解除形觉剥夺。

多数弱视患儿可同时存在多种发病原因，如斜视性弱视除斜视因素外可合并屈光不正或屈光参差等因素。不同类型弱视的发病机制不同，但各种类型弱视的

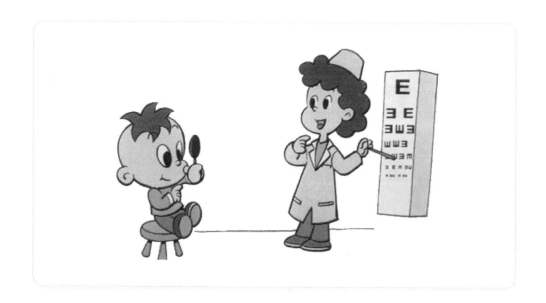

治疗原理是相似的：去除形成弱视的病因，矫正屈光不正，遮盖加精细目力训练自始至终是治疗弱视最主要和最有效的方法。

绝大部分弱视患者都合并屈光不正，屈光不正的存在导致视网膜成像模糊，超出大脑融合的范围后，大脑会抑制成像模糊一侧的眼睛的信号传入，久而久之，该眼就形成了弱视，所以通过验配准确的光学镜片先使弱视眼的视网膜成像清晰，为视觉发育奠定成像基础。儿童光学矫正的前提是准确散瞳验光。弱视患儿都需要使用睫状肌麻痹眼药使眼调节放松，获得静态的、准确的验光结果。

经过严格的配镜流程，孩子的眼镜终于拿到了。那么一天应该戴镜多久呢？答案是：除了睡觉，其他时间都需佩戴眼镜。戴镜后眼镜也需要定期更换，遵医嘱定期复查，由医生根据患儿具体情况决定每隔半年或1年重新散瞳验光，以便随着年龄的增长，根据屈光度和瞳距的变化来调整眼镜。就像身高、体重这些指标一样，眼睛在发育的过程中，屈光状态会发生相应的变化，每个孩子发育快慢会有所不同，所以不同的孩子需要医生根据孩子的特点，约定不同的时间复查。

戴镜仅是治疗弱视的第一步！在戴镜的基础上需行遮盖治疗，遮盖对弱视治疗效果起到绝对性的作用。最常见的遮盖方法是遮盖健眼，在视力较好的一只眼的镜片上套一个遮光眼罩。通过遮盖健眼，弱视眼才能得以获得视觉感知、视觉传入的机会，从而使弱视眼获得锻炼和刺激。对于不配合遮盖健眼的患者，也可以在眼科医生的指导下使用药物或者光学压抑的方式，部分或者全部替代传统遮盖。

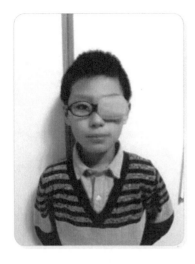

在戴镜和遮盖的基础上再对弱视眼行精细目力训练如穿珠子、插图、描图等，可以有意识地强迫弱视眼专注某一细小目标，使弱视眼中被抑制的感光细胞受到刺激，解除抑制，从而提高视力。精细目力训练需要在家里每天坚持练习至少半小时。

其次还有后像疗法、视觉生理刺激疗法、海丁格光刷疗法以及红光闪烁仪、同视机、综合弱视治疗仪、各种增视仪和各种电脑软件弱视治疗系统等来辅助进行弱视治疗。多媒体数字化弱视治疗系统集刺激、精细、立体视训练为一体，图形多样，生动、趣味性高，挑战性强，内容丰富多彩，易吸引儿童注意力，使儿童在愉快的体验中完成弱视治疗。

以上一系列增视弱视训练，两眼矫正视力提升到正常，并非弱视治疗的终点。两眼矫正视力提高到一定程度具备同时知觉能力后，就需要做双眼视觉训练了。双眼视觉训练可以粗略地分为同时视训练、融合训练和立体视训练三个阶段。需要循序渐进地锻炼双眼立体视功能，只有立体视恢复后才是完整完善的双眼视觉功能。合并恒定性斜视的弱视患者，矫正视力接近正常后，应手术矫正斜视，术后做双眼视觉训练。

弱视的预防重于治疗，早做眼科检查才能早期发现。发现弱视后尽早治疗，年龄越小，弱视疗效越好！弱视治疗是持久战，有了弱视就应该积极进行治疗，做到尽早戴镜并且坚持戴镜，家长要注意监督遮盖效果，防止孩子用健眼偷看，并积极配合有效的训练，定期复诊，会大大提高弱视治疗的疗效！

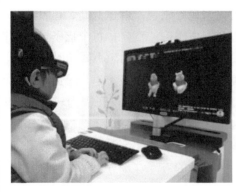
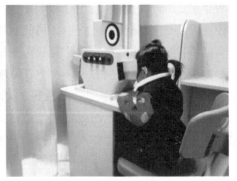

68. 弱视儿童什么情况需要遮盖眼睛？

对于大多数单眼弱视患儿或双眼视力不相等的患儿，都需要遮盖治疗。遮盖的目的是：① 消除两眼的异常相互作用；② 消除健眼对弱视眼的抑制；③ 迫使弱视眼注视；④ 使弱视眼视觉神经通路发育正常化。遮盖法适用于两眼矫正视力相差两行以上的弱视患儿。斜视性弱视患者手术前先行遮盖疗法提高弱视眼的视力；屈光参差性弱视在矫正屈光不正的同时遮盖屈光度数较低的那只眼；形觉剥夺性弱视患者，要尽快解除视觉剥夺的病因（如白内障摘除、上睑下垂矫正术等），使视网膜产生清晰的物像，还应同时遮盖健眼提高弱视眼视力。

遮盖方案与患儿年龄、弱视程度、是否有斜视及斜视性质、家长和患儿的依从性、定期复诊的难易程度等有关。原则上年龄越小，双眼视力相差的程度越小，遮盖健眼的时间越短。具体遮盖时间由医生根据患儿的屈光情况和视力综合决定。

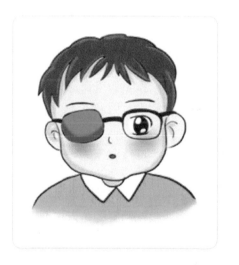

遮盖健眼是否严格和彻底是传统遮盖疗法成败的关键。经常有些患儿会从镜框与皮肤之间的空隙中，尤其是鼻侧偷看；还有些患儿及家长为美观起见经常摘掉眼镜，延误治疗。因此，患儿家长务必要配合治疗，监督患儿严格遮盖，必要时可用无刺激粘胶布将眼罩贴在眼周围皮肤上，或将眼罩直接盖在眼睛上，使患儿无法偷看。

69. 弱视的孩子以后能摘掉眼镜吗？

戴镜是一种常见的弱视治疗方法。但不少家长认为孩子太小，戴眼镜会妨碍其发育，对戴镜有抵触情绪，导致依从性较差，好多弱视儿童都不能坚持戴镜。实际上，对弱视儿童来说，坚持佩戴眼镜是十分必要的。时摘时戴不仅会影响弱视治疗效果，甚至还有可能加重病情。因此，对弱视孩子戴镜的问题，家长一定要监督其坚持常戴。初期能坚持戴镜的儿童，随着弱视的治疗其视力逐渐提高，这时爸爸妈妈就开始期盼着孩子有一天可以摘掉眼镜。那么，是不是视力达到正常标准就可以不戴眼镜了？

所谓弱视彻底治愈，需要双眼矫正视力即戴镜视力均达1.0以上，具备良好的双眼视觉和立体视觉功能，随访3年无回退。而且，要同时具备以上3点才可以算作弱视临床治愈。如果只是矫正视力水平达到了1.0，没有进行双眼视和立体视功能训练就停止弱视治疗，很快已经获得提升的视力水平还会再次下降。即使矫正视力达到正常标准，但由于孩子处于学龄期，需要清晰的视力来看清黑板、完成学业，因此仍存在屈光问题的孩子，眼镜还是需要坚持佩戴的。

直到成年以后，如果从事的不是对视力要求很高的工作的话，小度数屈光不正的成人可以根据自身需求选择戴与不戴眼镜。高度屈光不正的成年人平时的生活工作会受到影响，一般还是需要佩戴眼镜的。

70. 什么是斜视？

我们的两只眼睛就像一对双胞胎，不管我们看什么方向，它们总是能够很默契地保持一致。如果在注视某一物体时，一只眼睛朝向这个物体方向注视，而另外一只眼睛没有朝向这个方向注视，发生了方向上的偏斜，这就是斜视。斜视可以是先天性的，也可以是后天性的。先天性的原因包括大脑对眼睛的控制功能发育不良、先天性的神经肌肉发育不良等。后天的原因可能是外伤或者发生了其他影响眼球运动的神经、肌肉疾病。

正常人两眼视物应是协调一致的，当注视一个物体的时候，此物体的影像分别落在两眼视网膜的黄斑中心凹上，再经过大脑的融像能力，才使两眼所见的影像合二为一。斜视的病人因为眼位不正，当注视一个物体时，此物体影像于正常眼是落在视网膜中心凹上，斜视眼则落在中心凹以外的位置，如此视物就会出现复视情形；大脑会主动抑制影像模糊的一侧眼，导致该侧眼视力发育不良而造成弱视。间歇性外斜视因为双眼能交替注视，一般不会形成弱视。因此，斜视不仅是美观上的问题，更重要的是若不及时治疗，常会造成无法弥补的双眼视觉功能异常与弱视。

斜视分为内斜视、外斜视和垂直斜视。

内斜视，一般俗称"斗鸡眼"。眼位向内偏斜。临床上可分为先天性与后天性内斜视。先天性内斜视的偏斜角度通常很大。后天性内斜视又分为调节性内斜视与非调节性内斜视，调节性内斜视常发生在2～3岁，通常会伴有中高度远视，或是异常的调节性集合与调节比率；非调节性内斜视则与调节力和屈光状态无关。

外斜视眼位向外偏斜，一般可分为间歇性与恒定性外斜视。间歇性外斜视患

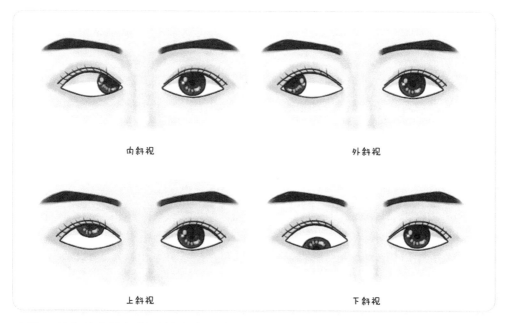

内斜视　　　　　　　　　　　　外斜视

上斜视　　　　　　　　　　　　下斜视

儿的双眼若具有较好的融像能力，大部分时间眼位可因为融像能力维持在正常的位置，只有偶尔在阳光下或疲乏不经心的时候，才表现出外斜。有些儿童为了避免外斜眼位引起的复视，在大太阳下常会闭一只眼睛。间歇性外斜视常会发展成恒定性外斜视，由偶尔出现外斜变成持续的外斜视。

垂直斜视包括上斜视和下斜视，多由于支配眼球上下运动的肌肉异常导致。其中先天性上斜肌麻痹最常见。轻度垂直斜视患者，通过头位偏斜代偿眼球的偏位和旋转后，还能维持双眼视功能，所以垂直斜视患者往往有歪头视物的习惯，长期歪头会导致面部发育不对称，脊柱侧弯等并发症，还可能被误诊为颈椎疾病，所以垂直斜视也应该早期治疗。

还有一种常见的斜视是隐斜视。隐斜视是指平时双眼同时看物体的时候，没有斜视存在，眼位正常；但当融像被打破时，双眼的视线不再能注视同一个物体的情况。在双眼同时注视时，隐斜视患者双眼能很好协同，可以同时注视同一目标，但当一眼被遮盖时，被遮盖眼将移至休息的斜视位置，一旦遮盖被去除，双眼立即协同一致。小度数的隐斜视对大多数人来讲属于正常现象，不需要治疗。

71. 家长如何初步检查孩子是否斜视？

有的孩子斜视从外观上可一眼看出来，而有些孩子表现得并不明显或根本看不出。斜视如果能及早发现并在最佳时间内进行治疗，对孩子的一生十分重要。因此，家长们切不可掉以轻心，可以通过观察孩子是否有以下症状来初步判定可疑斜视的情况：

①孩子经常过度地揉眼睛；

②看东西时歪头或转动头；

③阳光下喜闭一只眼睛；

④眨眼次数多，脚下常常被小东西绊倒；

⑤孩子总抱怨自己看不清东西，看东西有重影，看近的东西时想吐；

⑥眼睛有"对眼"或一眼注视时另一只眼向外飘。

如果出现上述症状之一，担心有斜视时，家长们可在家用以下方式简单检查一下，用手电筒查看：将手电筒放在孩子的正前方约33厘米处，家长也要在正前方观察，手电筒光源不要直射眼睛，可以照在孩子鼻子中部，这时孩子双眼的瞳孔会出现反光点，观察反光点在不在瞳孔中央。也可以打开手机或照相机的闪光灯在孩子正前方照相，观察角膜上的反光亮点是否在双眼瞳孔的中央。家长可以将孩子出现异常时的生活日常拍下来，到医院检查时给医生参考。

另外一种初步判断有无斜视的方法是遮盖法，家长也可以试着检查：让孩子面对光亮处，两眼注视远处（5米外）或近处（33厘米）目标。先观察双眼位置是否平衡，然后用一不透光的遮眼器或手掌反复交替遮盖左、右眼的视线，保证每次遮盖3～5s，这是为了打破双眼单视，使两眼没有同时注视的机会。观察在轮换遮盖的瞬间，去掉遮盖的眼球有无转动现象。若眼球无转动说明孩子没有斜视；若出现眼球转动则提示孩子有可能是斜视，需要带孩子找专业的医生检查，医生会进一步确定孩子是需要治疗的真性斜视还是无需治疗的假性斜视或隐斜视。

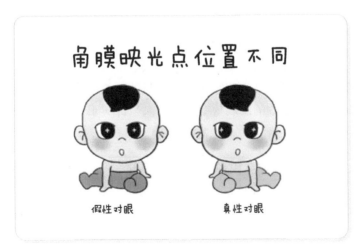

角膜映光点位置不同

假性对眼　　　　真性对眼

72. 斜视会导致近视发展加快吗?

    曾在门诊碰见这样一位患者,男,6岁,自幼外斜视,平时精神集中用眼的时候能控制眼位在正位,家长诉近一月来孩子外斜明显,经常视物不能集中。来门诊给他进行验光、眼压、眼底等详细的检查,发现两个有趣的现象:① 电脑验光双眼200度的近视,而实际插片平光就能矫正到正常1.0水平,那多出200度是假性近视吗? ② 单眼戴平光的眼镜能看到1.0,但是双眼同时看只能看到0.6,这一现象和正常人双眼视力好于单眼视力恰恰相反,患者家长也十分好奇这一现象,这究竟是什么原因呢?

    要了解上述疑问,我们先一起来学习两个眼科小知识——"视近三联动",眼睛在看近处的时候,双眼一起向鼻侧辐辏,同时睫状肌收缩,瞳孔变小,这个三联动是同时进行的。另一个小知识就是假性近视,顾名思义就是长期用眼过度,睫状肌调节痉挛,不能放松,导致视物时物体成像在视网膜前方引起的近视。假性近视通过远眺放松或者睫状肌麻痹药物放松能治愈,临床眼科医生通常通过散瞳验光的方式区别真性和假性近视。

    知道了上面两个眼科小知识,我们再来分析上面那个例子。首先,患者属于间歇性外斜视,通过辐辏反射能将双眼汇聚到正位,这时候就启动了睫状肌收缩,正常人看远处时不用辐辏,但斜视患者为了控制正位,看远处也要动用辐辏,睫状肌必然同时收缩,导致假性近视的发生,并且因为外斜度大,所以

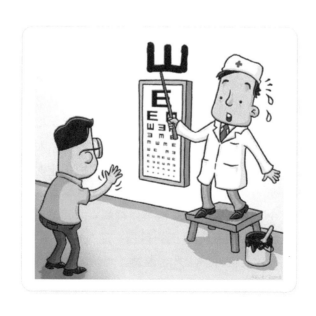

能达到200度的假性近视。另一个原因也好解释了，单眼视物时不需要辐辏，所以也不需要睫状肌收缩，就不会产生假性近视，所以该患者的单眼视力好于双眼视力。和患者家长解释了之后，家长终于明白孩子最近经常外斜、视物不能集中的原因了，因为他在外斜状态的时候视力会好于双眼视物的状态。如此大的假性近视导致视物不清是由于斜视造成的，家长决定给孩子行双眼外斜视矫正术。

所以，有的孩子视力下降并不一定是真的近视了，间歇性外斜视导致的假性近视也能造成视力下降，为了控制眼位造成的睫状肌长期收缩痉挛会加快真性近视的发生，早点找到并解除病因，能同时控制斜视和近视的发展。

73. 哪些斜视不需要手术治疗？

斜视种类繁多，原因复杂，总体概括起来下面几种情况的斜视不需要手术治疗。

（1）隐斜视　隐斜视是一种潜在性眼位偏斜，但能在融合反射控制下保持双眼单视，以强制两眼球保持在正位而不显出偏斜，一旦大脑融合作用遭到阻断（如一眼被遮盖时）或失去控制，眼位偏斜就会表现出来。大多数人都存在隐斜视，不影响日常生活，不需要治疗。有症状的隐斜视则需要治疗，由调节性集合与调节比值过高引起的内隐斜，可配双焦点眼镜，或可用缩瞳剂治疗。用同视机训练融合功能，以扩大融合范围。对青少年因集合不足所致的外隐斜，可作集合训练。

（2）屈光调节性内斜视　有一部分小孩子的内斜视与屈光相关，这样的孩子多半合并中高度远视，通过戴眼镜能纠正眼位，故不需要手术。家长在日常生活中，一旦发现孩子有内斜视现象，需要到医院行阿托品散瞳，若有中高度远视则需要戴足镜观察6个月，若戴镜眼位是正位则不需要手术。

（3）间歇性外斜视　如果斜视患儿双眼同时视、立体视功能良好，日常外斜频率不高，可以暂时观察不急于手术，还未发展成恒定时可通过融合训练延缓发展成恒定性外斜视，一旦双眼视功能受损则应该尽早手术。

（4）斜视度过小，不足以手术　这类斜视患者，可通过佩戴棱镜缓解症状。

总结一下，隐斜视、斜视度数小的斜视、屈光调节性内斜视可以不用手术，间歇性外斜视双眼视功能良好的应严密监测，可辅以视功能训练，其余大部分斜视都需要手术治疗。

74. 有了斜视什么时候进行手术治疗？

孩子被诊断为斜视，需要手术治疗，家长就特别关心斜视手术治疗的时间问题，是早点手术好，还是等孩子大点再手术呢，下面主要介绍斜视手术的时间选择。

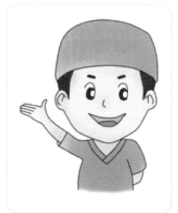

一般情况下，孩子的先天性内斜视多合并有弱视，如果是单眼弱视，当弱视训练将弱视眼的视力提高至正常或与另一只眼视力相当后，应尽快手术，因为内斜视对双眼视损害比较大，早点手术可以让孩子早点建立双眼同时视和立体视。

而对于外斜视，特别是间歇性外斜视，因为大部分孩子都有双眼视或者部分双眼视功能，所以不着急手术，可观察一段时间，具体观察的指标有如下几点：

（1）斜视度　一般不超过20三棱镜度，不会明显影响孩子的双眼视功能，可以观察；超过20三棱镜度，结合孩子双眼视功能损害的情况酌情考虑手术。

（2）偏斜频率　孩子一天的时间里，如果在眼睛特别疲劳的时候偶尔不能控制眼位，出现偏斜，则可以观察；如果一天大部分时间或经常出现眼位偏斜的情况可以考虑手术。

（3）双眼视功能　包括同时视、融合功能、立体视，如果双眼视功能明显减弱或消失，则需要考虑手术。

对于斜视手术年龄的考虑，专家形成的共识是：对于先天性的内斜视或者大的外斜视，出生后应该早期矫正，尽量早期建立立体视。2～4岁的宝宝由于

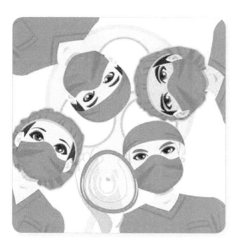

单眼抑制的情况已经发生，并且孩子太小不配合检查，所以手术中对手术量的把握不太准确，存在二次手术的可能性，可以在治疗弱视的时间窗里观察，等4岁后孩子能配合检查，双眼视力平衡的时候再手术，这时候测量相对准确，降低了再次手术的风险。

总之，斜视手术的手术时机是一个综合评估得出的时间，最终目的是让孩子尽早建立双眼视，又尽可能降低手术风险，降低二次手术的概率。

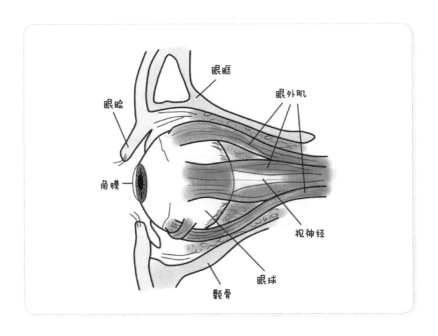

小知识

双眼三级视功能

双眼视功能从简单到复杂共分为三级，被称为三级视功能，即同时视、融合视和立体视。

（1）同时视：两眼能同时看到一个物体。

（2）融合视：视觉中枢综合来自两眼的不同角度的相同物像，并在知觉水平形成一个完整的物像。

（3）立体视：双眼由一定的视差，在上述二级视功能的基础上形成的三维空间知觉，是双眼视觉的高级部分。

75. 怎么治疗斜视？

首先要检查确定是否可以采用保守治疗。比如屈光调节性内斜视的孩子佩戴眼镜就可以矫正内斜视，眼镜就是这些孩子的最佳治疗手段。不适合保守治疗或保守治疗无效的斜视需要进行手术治疗。

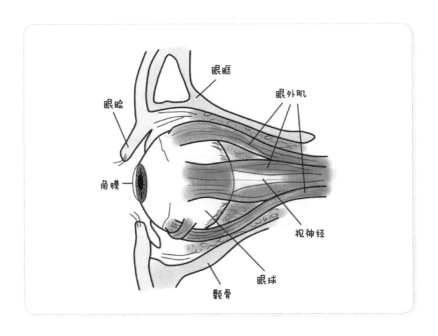

眼眶

眼外肌

眼睑

角膜

视神经

眼球

颧骨

每一只眼的运动是由6条眼外肌联合作用的结果，当眼外肌运动不协调的时候就会发生斜视，导致两眼不能同时注视目标。大脑为了明确注视目标会逐渐抑制斜视眼注视的物像，导致立体视减弱或丧失，斜视眼视力逐渐减退，斜视度数逐渐加大。所以手术的目的就是矫正不协调的眼外肌，让双眼形成同时视和立体视。

一般对12岁以下的儿童采取全麻下斜视手术，对能够合作及12岁以上的儿童采用局麻斜视手术。手术通常有两种切口：角膜缘大切口，优点是视野开阔，手术操作方便；缺点是术后结膜会外露浅浅的瘢痕。还有一种显微切口，切口在眼睑遮蔽部接近穹隆水平，优点是术后看不见瘢痕，切口恢复快；缺点是手术时操作麻烦，需要手术显微镜的辅助。做好切口后，根据术前检查斜视度的需要，将眼外肌缩短或者后退，以使双眼达到新的眼位的平衡。斜视手术后，眼结膜囊涂消炎眼药膏，纱布遮盖术眼后送到病房。术后当天孩子可能会有点疼痛的感觉，可以酌情吃止痛片。术后饮食宜清淡好消化，不宜吃辛辣、油腻的食物。

结膜切口的缝线一般7天左右拆除，年龄小的孩子不能配合拆线的，一般用可吸收缝线，不需要拆线，过1～2个月后内部的缝线吸收，外部的缝线自然脱落。有家长会问，有可吸收缝线为什么大点的孩子不用，还拆线呢？因为可吸收缝线吸收需要1个月左右，异物感强，更重要的是会刺激瘢痕明显，所以大孩子尽量选择拆线。

综合上述，斜视手术不进入眼球内部，因此相对白内障、青光眼及眼底手术而言更安全，不至于引起眼内炎症和影响视力（下图是显微斜视手术）。

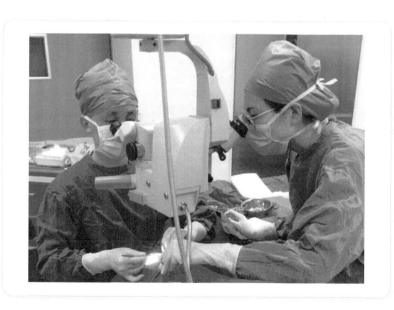

经常有的孩子做完斜视手术了，往往一年左右又有复发的迹象。那么斜视手术后为什么容易复发，术后怎样做才能减少复发呢？

长期斜视的患者除外观不好看以外更主要的是没有双眼视功能，没有立体视。斜视手术除改善外观外，更重要的是帮助建立正常的双眼视功能、重建立体视，所以让孩子斜视术后建立双眼视觉，术后眼位才能控制住。

预防斜视复发，术后主要有以下几点注意事项：

（1）及时佩戴合适的眼镜。无论是内斜视还是外斜视，根据斜视术后眼位的情况佩戴合适的眼镜，如一个近视的孩子外斜视手术欠矫，应该配足度数的眼镜弥补，反之应该配低度数眼镜。所以配合适的眼镜一方面可以弥补斜视手术中过矫和欠矫的问题，另一方面能促进双眼视觉的建立，减少远期斜视复发的可能性。

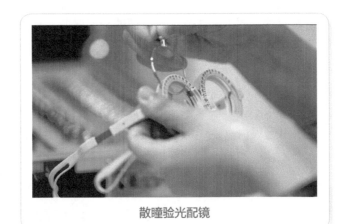

散瞳验光配镜

（2）术后融合功能的训练。很多斜视术前双眼视、立体视已无，手术后将双眼眼位矫正，但双眼视功能不能马上恢复，斜视极易复发，所以术后双眼融合功能训练是非常必要的，是减少术后复发的有力保障。融合功能训练的仪器主要有裂隙尺、集散球等。

（3）有弱视的孩子坚持弱视训练，侧重双眼同时训练。用压抑膜代替单眼遮盖，平时多锻炼双眼协同作用，有利于眼位的巩固。

（4）定期复查。定期到眼科复查，能监测双眼视功能恢复情况、眼位的情况、双眼视力平衡的状况，医生能根据具体情况调整治疗。比如外斜视过矫为内斜视，如果一个月还没有恢复到可接受的范围，即使过矫度数不大，医生也能及

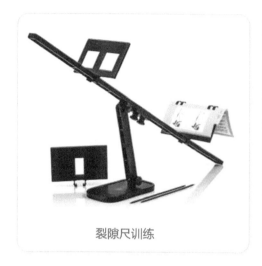

裂隙尺训练

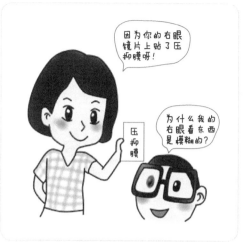

时给孩子配上三棱镜，这样有利于双眼视的建立和巩固，预防斜视的复发。

所以斜视手术只是矫正斜视后的第一步，后续的复查和治疗非常重要，术后1～2年的定期随访和正确的治疗能大大减少孩子术后复发的概率，明显提高孩子的双眼视功能，让斜视孩子拥有和正常孩子一样的双眼。

第三章
眼睛日常保健

77. 怎样预防近视？

现在近视越来越低龄化了，据统计大约30%的小学生都有近视。另外国外通过实验得出了很明确的研究结论，如果孩子9岁以前就有近视，将来随着年龄增大，很容易形成高度近视，而高度近视对眼睛有很大危害，有可能产生并发症，比如白内障、视网膜病变甚至视网膜脱离，造成视觉严重受损。所以，近视是一个容易忽视但其实很严重的问题，因此一定要关爱孩子的眼睛。

对于怎么对付近视，我们特别强调的是预防，因为一旦得了真性近视，现在在全球还没有发现一种无损伤的方法，可以让青少年的真性近视消失。只是说通过各种各样的方式，希望能让近视进展得慢一些。因此，我们第一步就是要强调预防，尽量不要让眼睛变成近视。许多研究发现，对尚未近视的孩子来说，充分的户外活动，可以有效预防近视，而对已经近视的小孩来说，户外活动也能抑制近视过快增长。所以，尽量不要让孩子患上近视，因为一旦近视了，就必然会进展。

眼科专家认为预防近视应该从出生就开始。因为现在的孩子们在很小的时候就接触很多电子产品，孩子的户外活动时间少，近距离用眼的时间很多，所以早早地就把本应有的远视储备用光了，一旦开始上学，六七岁的时候马上就出现近视的问题。所以应该强调孩子从很小的时候，就要开始预防近视了。

（1）保证户外活动时间

保证孩子有充分的户外活动时间，这跟光照有关，与是否运动无关，所以窝在家里活动，对预防近视不会有什么作用，要"目"浴阳光。强光照射使瞳孔

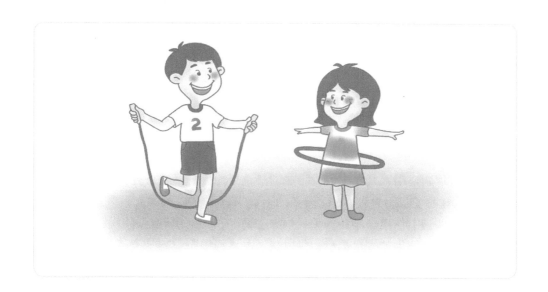

缩小、景深加深，由于离焦性而导致的模糊减少，所以能抑制近视的发生。虽然高强度的光照比低强度的光照更有利于抑制近视，但户外和室内的区别，不仅仅在亮度（两者的亮度不是一个级别，即使阴天，室外也比室内亮度高很多），户外光是多波长光谱动态光，室内光波长相对单一，户外运动意味着眼睛始终在做调节放松的运动，还意味着更多的远眺，眼睛能得到调节放松。所以，让孩子每天能够有2h以上的户外活动是被科学证实的有效的免费预防近视的方法。此外，阳光下的运动能刺激身体产生一种叫多巴胺的物质，能抑制眼轴的增长，预防近视的加深。

（2）控制近距离用眼时间

近距离用眼的时间不宜过长，每隔20min要休息20s。课间休息时尽量到户外活动，使眼球睫状肌得以充分放松。近距离用眼时的光线要适中。近距离的用眼姿势要正确。桌椅高低比例要合适，端坐，书本放在距眼30～40cm的地方。坐车阅读、躺在床上阅读或伏案歪头阅读等不良的用眼习惯都要改正。控制电子产品如电视、电脑、iPad、手机的使用时间，一天总共用时尽量控制在1h以内。

（3）营养均衡

饮食要荤素搭配合理，不偏食，保证各种营养成分齐全均衡。已有研究认为维生素D缺乏和摄入过多甜食，会加快近视的进展。

（4）睡眠充足

充足的睡眠也有益于近视的控制，因为人在深度睡眠中，身体能产生大量褪黑素，能抑制眼轴的变长，预防近视的加深。

（5）重视眼科检查

每年或半年要进行一次眼科检查，建立个人眼睛健康档案。

78. 不良的用眼习惯有哪些？

（1）过近距离用眼

长期过近距离用眼是学生近视形成的最主要原因。当看近处物体时，为使物体能在视网膜上准确成像，眼睛需要动用调节，屈光力增强，人眼就能看清近处物体。眼的调节作用与年龄的关系十分密切。长时间的近距离用眼，眼的调节过度使用，没有充足的剩余调节力供以备用，这样眼睛就容易疲劳，调节出现滞后，使近处物体成像于视网膜之后，诱导远视性离焦的发生，久而久之，促使眼球前后径变长，形成近视，视力严重减退，有的还发展成高度近视。因此，要教育孩子们做到姿势正确，头正颈竖，身体正直，眼睛视线要与书本平面成直角。注意三个距离：一尺、一拳、一寸，即读书写字时，眼与书本的距离要保持

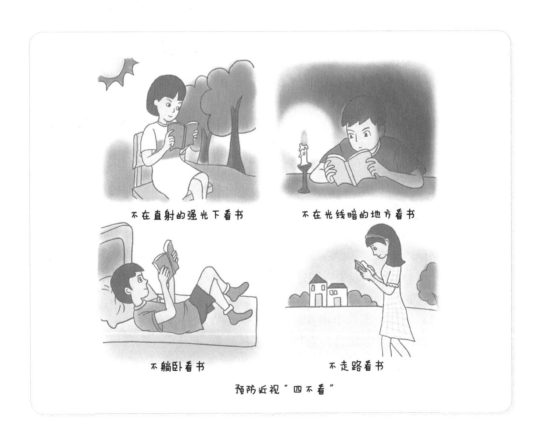

不在直射的强光下看书　　　　不在光线暗的地方看书

不躺卧看书　　　　　　　不走路看书

预防近视"四不看"

一尺以上；身体与课桌之间保持一个拳头的距离；握笔时手和笔尖要保持一寸的距离。

（2）连续长时间用眼

课业负担过重，为完成大量的功课，连续看书写字几小时不休息，这样连续长时间用眼，使眼的负担过重，没有放松休息的时候，眼内外肌持续紧张，循环不良造成痉挛而逐渐形成近视眼。

（3）走路、乘车时看书

走路时手会时常晃动，乘车时车会不时颠动，书本与眼睛的距离就不断发生变化，两眼所看目标移动次数较多，视中枢收到的是个模糊影像。要想看清书上的字体，必须不断地改变眼睛的调节力度，才能看清字体。眼内肌持续紧张，很容易引起视疲劳和调节痉挛。

（4）在强光或日光下看书、写字

光线太强或太弱都会给眼睛带来不良影响。人通过放大或缩小瞳孔来调控进入眼内的光线。我们日常看书写字光照度在500勒克斯（lx）左右就可以了，而在太阳光下看书，光照度可达8万～12万勒克斯，是日常光照度的160～240倍。另外，因为光线太刺眼，看一会儿，就觉得眼前到处是黑影，这是视网膜黄斑区受强光刺激后产生的后像作用，长期在强光下看书，眼内肌过度调节，会促使近视的发生和发展，强光对视网膜尤其是黄斑区造成损害，使视敏度下降，甚至引起永久性视力减退。长期在强烈的日光下看书，强烈的紫外线辐射还容易损害角膜和晶状体。

（5）长时间看电视

尽管液晶电视机屏幕没有显像管电视机屏幕那么强烈的辐射，但是现在人们使用电视的时间正日益加长，这对学生视力的损害也不容忽视。看电视时要特别注意保护眼睛。应注意以下几点：

① 电视机的摆放位置和眼距要科学：电视机应尽可能放在光线较柔和的角落，高低也要适宜。电视机的屏幕中心应和眼睛处在同一水平线上或稍低些。眼和屏幕距离应是屏幕对角线的5～7倍。另外，看电视时应坐在屏幕的正前方，如果坐在旁侧，视角不应小于45度。不能躺着看电视。

② 电视机的对比度和房间的亮度要正确：看电视时，电视机的对比度也要适中，房间内的光线既不能太暗，也不能太亮。

③ 严格控制看电视的时间：每看30min后，就要休息一下眼睛，或闭一下眼睛，或做一做眼保健操，最好利用播广告的时间到户外换换空气，向远处看看。

（6）过早使用电子产品

随着智能手机、iPad等电子产品的普及，越来越小的孩子开始使用手机或iPad。智能电子产品由于使用距离近，比看电视更易促使近视发展。投影仪能更护眼吗？由于室内空间限制，很难达到看电子设备的距离要求，而且如果投影成像不清晰，也会触发近视发生发展。所以观看投影并不是就可以高枕无忧了，如果不注意投射亮度、观看时间和观看距离，同样也会对眼睛造成伤害且加重近视。2013年国家卫生和计划生育委员会发布的《儿童眼及视力保健技术规范》也提出，儿童持续近距离注视时间每次不宜超过30min，操作各种电子视频产品时间每次不宜超过20min，每天累计时间建议不超过1h，3岁以下儿童尽量避免操作各种电子视频产品。

79. 哪些运动对预防近视更好？

户外活动是预防近视、保护眼睛的有效方法，而在各项运动中，打乒乓球对眼睛最好。人眼之所以能看清远近不同的物体，全依赖于眼的调节作用，研究表明，在近视眼中存在调节功能异常，特别是看近的时候近视眼的孩子存在调节滞后现象，越是看近且看近时间越长，调节准确性越差，调节滞后越明显，在视网膜上造成的远视离焦越明显，对近视的形成影响越明显，也进一步说明了近距离工作易导致近视的发展。

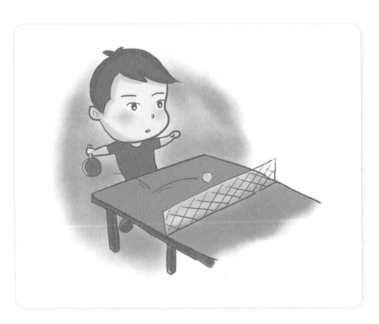

在打乒乓球的过程中，双眼必须紧紧盯着快速穿梭往来、忽远忽近的乒乓球，这就是在进行交替看远、看近的练习，训练眼睛的调节能力，减少调节滞后，预防近视发展。同时，也有理论认为，眼睛盯着不断运动的球，可以改善睫状肌的紧张状态，使其放松和收缩，眼外肌也在不断地活动中，加速眼球组织的血液循环，提高眼睛视敏度，消除眼睛疲劳，从而能有效地起到预防近视的作用。

类似的运动还有羽毛球、网球、高尔夫球等，能使眼球跟随来回活动的物体的运动都有益于近视的控制。孩子应多进行户外活动或体育锻炼，延缓近视发生、发展。

80. 怎样做眼保健操？

将双手洗干净后，采取坐式或仰卧式均可，将两眼自然闭合。然后依次按摩眼睛周围的穴位。要求取穴准确、手法轻缓，以局部有酸胀感为度。以下为2018年新版眼保健操。

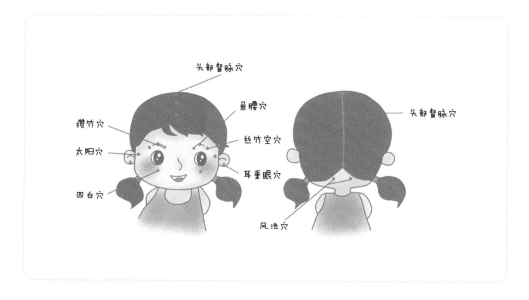

第一节　按揉耳垂眼穴（耳垂眼穴位于耳垂中心位置）、脚趾抓地 动作要领：用拇指或食指的螺纹面按揉耳垂眼穴，每按揉一次为一拍，同时，双脚脚趾抓地，每抓地一次为一拍，连做四个八拍。首先小腿用力，然后把力量传送到十个脚趾上发力，让脚趾向脚心靠拢，就像要抠住地面。

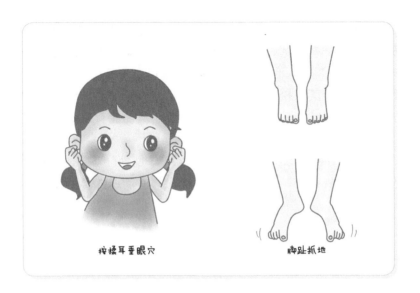

按揉耳垂眼穴　　　　　脚趾抓地

第二节　按揉太阳穴、轮刮上眼眶（眉梢和外眼角的中间向后约3cm凹陷处）动作要领：用大拇指螺纹面按揉太阳穴，每按揉一次为一拍，连做四拍，再用双手食指第二节内侧，沿眉弓从眉头到眉梢刮上眼眶，刮上眼眶一次为两拍，连做四拍。一定要用食指的第二节内侧来刮上眼眶，对穴位的刺激比较适度。

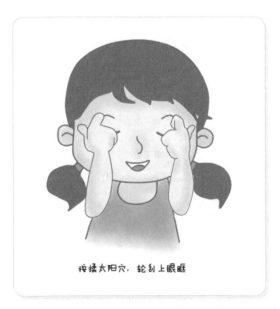

按揉太阳穴，轮刮上眼眶

第三节　按揉四白穴（眼睛瞳孔中间垂直线和鼻梁中间的横线交叉点上）动作要领：用双手食指螺纹面按在四白穴上，每按揉一次为一拍，连做四个八拍。按揉四白穴时，要固定在穴位处，按揉面不要太大。

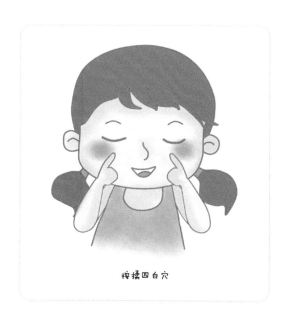

按揉四白穴

第四节　按揉风池穴（后颈部枕骨下，两条大筋外缘陷窝中，与耳垂齐平）动作要领：用双手的食指和中指并拢，用两指的螺纹面按揉风池穴，每按揉一次为一拍，连做四个八拍。找准风池穴，在局部按压时，会有酸胀微痛感。

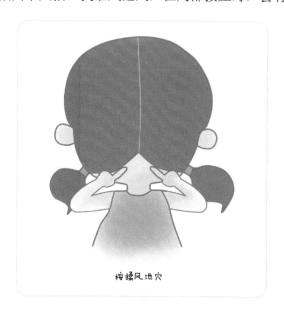

按揉风池穴

第五节　按揉头部督脉穴（头部正中线）动作要领：用双手除大拇指以外的其余四指，指尖相抵，用相抵四指的指肚部分，沿头部正中线督脉穴，从头的前部发髻处按至头的后部发髻处，每按一次为一拍，连做四个八拍。按压督脉穴时，一定要用双手除大拇指以外的其余四指，指尖相抵，用指腹按压。

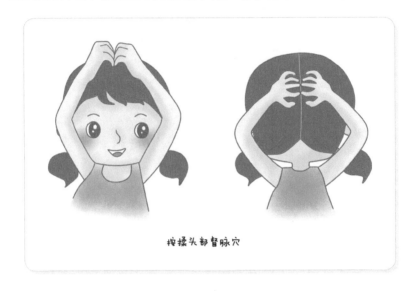

按揉头部督脉穴

注意事项：① 做操时身体要坐正，自然放松，肘关节不要放在桌子上。② 全程闭目。③ 指尖不能触及穴位，应用手指的螺纹面按揉穴位。④ 按揉穴位时按揉面不要太大。做完眼保健操后，远望一会儿，使眼睛感到轻松。

81. 蓝光对眼睛有什么损害？

在自然界中，光分为可见光和不可见光两大类，其中可见光是指人的视觉能够感受到的光谱，主要有红、橙、黄、绿、青、蓝、紫七种颜色，蓝光就属于可见光中的一种，波长在400～500nm之间，人眼对它感受到的颜色是蓝色，所以这个波段的光被称为蓝光。其中波长在400～450nm之间的蓝光对眼睛能造成损伤，称为有害蓝光。

蓝光是波长最短、频率最高的高能量光线，因而被广泛应用于LED技术中。在日常生活中，各类浴霸、平板显示器、荧光灯、液晶显示器、手机屏幕、LED灯等新型人造光源及太阳光发出的可见光中都含有蓝光，但我们接触到的有害蓝光主要来源为LED液晶屏幕。随着电子产品的普及，电脑显示器、手机、平板电脑等基于LED技术的数码产品成为人们生活中必不可少的用具。这些电子产品在投入市场早期给予人们方便的同时，也给人们的眼睛带来了巨大的伤害。蓝光会使眼睛容易疲劳、酸涩，甚至流泪和红肿。蓝光还可以穿透角膜和晶状体，直达眼底黄斑区，对眼底的黄斑区造成伤害，加重视网膜黄斑部疾病。

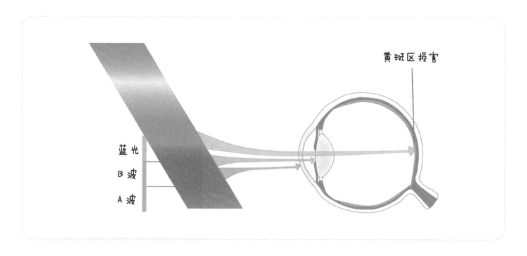

但是，自然界中本身便充满了蓝光，太阳光这种混合光包含蓝光，为什么似乎对眼睛伤害不大呢？波长越短的光，携带的能量也就越大，遇到机体时，释放的能量将会造成热损伤和光化学伤。所以，蓝光对于视网膜的损伤在于大量的暴露和长久的积累。

在日常生活中要尽量避免过度的蓝光暴露，以减少强蓝光相关的眼损害。我们如何预防并减少强蓝光对眼睛的伤害呢？家长要特别注意不要让儿童过早地持续地玩电子产品。

由于儿童及青少年正处于视觉系统发育的敏感期，相较成人更容易受到高能蓝光的伤害。家长需要严格把控孩子使用电子产品的时间。专家认为，儿童不宜使用电子数码产品，如果使用的话，最好一天累计以不超过1h为宜。

现代生活中脱离公共光源、电子产品也许是不可能的，因此，佩戴防蓝光眼镜不失为一个预防蓝光积累损伤的有效办法。其原理就是通过镀膜的镜片，仅阻拦460nm以下波长的蓝光光线，在不引起色差的前提下，尽量阻止有害蓝光进入眼睛。包括现在人们治疗白内障用的人工晶状体也有一种蓝光滤过型晶状体，也是为了保护视网膜黄斑。随着科技的发展，合格的电子产品在出厂前就已经将电子产品的有害蓝光过滤掉了，所以，短期看电子产品不用特意配防蓝光眼镜，但是电子产品由于是近距离用眼，加之交流电屏闪烁导致的视觉疲劳会加速近视的发展，所以仍然需要倡导儿童及青少年减少电子产品的使用，这才是保护眼睛的有效方法。

阅读环境的照度不足或太亮、光源闪烁、在阳光直射下阅读等都不利于眼睛的健康。目前市面上宣传的能保护孩子眼睛的护眼台灯很多，质量参差不齐，很多家长都搞不清楚哪种对眼睛好，护眼灯是否能护眼。

有研究发现，在同等距离的视物状态下，高于或低于正常光照度的光线与近视眼的发生发展有一定的关系。国际近视眼大会的研究结果表明，不管是全光谱光源，还是三基色光源，高强度光照都比低强度光照更有利于抑制近视的发生。国家卫生健康委员会2018年发布的《近视防治指南》中写明，读写应在采光良好、照明充足的环境中进行，桌面的平均照度值不应低于300lx（勒克斯），并结合工作类别和阅读字体大小进行调整，以避免眩光和视疲劳等。这里提到"桌面的平均照度值不应低于300lx"，那什么是照度呢？光照度为光投射到单位面积上的光通量，反映光照强度，单位是勒克斯。工作平面上的最小照度与平均照度之比为照度均匀度，是影响照明质量的重要参数。一般情况下，夏日阳光下照度为10万勒克斯，阴天室外为1万勒克斯，室内日光灯为100lx，60W台灯离桌面60cm处时为300lx，黄昏室内为10lx，夜间路灯为0.1lx。所以，最好是让孩子在自然光下进行阅读，室内、阴天或晚上没有充足自然光时，推荐使用照度充足的光源。人工照明的灯具要合理布置：室内照明与台灯照明要相互协调，室内大灯光源位于屋顶为整个室内照明，台灯光源位于桌面左前方，保持阅读环境中适宜的光亮度和对比度，保持照度均匀，桌面的照度应在300lx以上。

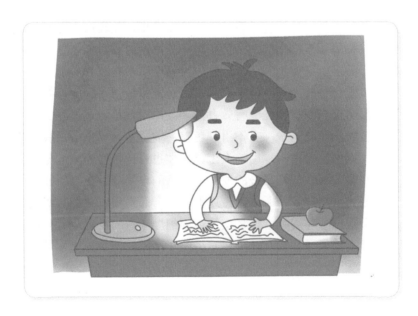

还应注意照明应无闪烁。一般荧光灯管均会有闪烁，即便搭配了高频的电子式安定器还是会有频闪的现象。应该选用不闪烁的台灯。是否有频闪可以用手机视频对焦灯管，观察灯管周围是否有闪烁的条纹。照明应无眩光。选择有防眩光的台灯会让阅读更加舒适。

光源的色温、显色性对眼球成像和视效率也有影响。建议台灯的色温适当，4000～5500K左右。显色性达到80%以上是适合阅读的光线。白色灯光光线过于强烈，在这种光线下看书写字会感到反光或刺眼，引起视疲劳和视力下降，最好选择暖白色灯光，在暖白光下看书写字会感到舒服。台灯的色温在近视防控上的作用非常有限，只要它们的光照强度一致，对近视发生发展的控制作用也无太大差别。

LED的蓝光危害一直备受争议，大众谈蓝光色变。其实，太阳光中即有蓝光，只要不是持续大量地接触高频蓝光是没有危害的。使用LED为光源的台灯应按照国际标准IEC/TR 62778技术要求评估，在200mm处蓝光检测危害级别低于RG 1级即可。正规厂家的台灯其蓝光检测危害级别都是符合国际标准技术要求的。家长们要明白一点：要想孩子眼睛不受伤害，不是仅靠买个好点的防蓝光台灯就够了，如果还是大量持续地使用电子产品，再好的台灯也无济于事。

因此，什么样的护眼灯并不重要，只要是照度充足、无频闪、防眩光、直流电的台灯均可。购买台灯时一定要注意品质和质量保证，切勿购买三无产品。劣质护眼灯、假护眼灯对眼睛有害。

另外还需注意的是：阅读物字体印刷清晰，大小适中，并且对比度良好，课本及作业本的纸张不能太白，或反光太强。

83. 儿童什么时候可以戴太阳镜？

炎炎夏日时，很多人怕晒，知道对眼睛进行适当防护，购买太阳镜避免眼睛晒伤。太阳镜也称为墨镜，能阻挡过强的光线进入眼内。但也有不少人没能意识到冬季里不少地区强烈的紫外线也会对眼睛造成严重伤害，特别是在雪地强烈反射光的照射下，眼睛会视物模糊甚至失明。随着臭氧层的不断破坏，人们户外活动的增加以及紫外线应用范围的扩大，紫外线辐射正严重威胁着人类健康。其中，紫外线对眼睛的伤害已引起眼科医生的广泛重视。

（1）眼睛娇嫩，易受伤害

紫外线（UV）是一种波长为100～400nm（纳米）的电磁波，分为A、

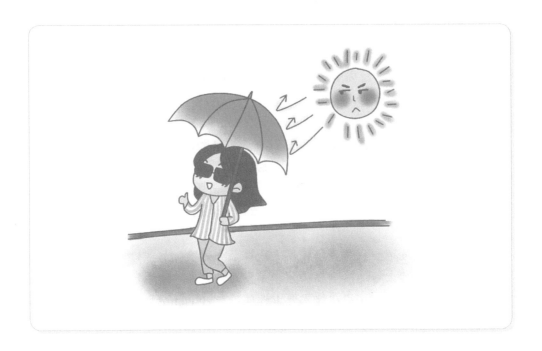

B、C三种，主要来源于日光照射。紫外线A波波长320～400nm，B波波长280～320nm，C波波长100～280nm。大部分紫外线C波在通过大气层时被吸收。地球表面的紫外线中紫外线A波占97%，紫外线B波占3%，因而紫外线A波、B波是造成人眼组织损伤的重要因素。

眼睛是人体中极为娇嫩的器官，儿童眼睛发育不完全，夏天强紫外线下防护意识弱，容易被紫外线灼伤。眼睛中不同的组织能吸收不同波长的紫外线，角膜吸收大部分UV-A及部分UV-B；晶状体吸收部分UV-B及UV-A；视网膜吸收部分UV-B及UV-A。多方研究显示，紫外线可导致多种急、慢性眼科疾病及损伤。

（2）损伤严重，可影响视力

① 日光性视网膜炎又称雪盲。在雪地强烈反射光的照射下，眼睛会视物模糊甚至失明。病变多出现于照射后数小时，其症状可于1～2天内逐渐消失。

② 日光性角膜炎是最常见的紫外线所致急性损伤。角膜组织在吸收紫外线后发生化学反应，使角膜组织中的蛋白质、脂质等发生氧化而受到破坏，引起角膜上皮剥脱，从而造成眼睛剧烈疼痛、流泪、角膜混浊而影响视力。

以上种种损伤，有些通过眼科治疗能够恢复，有些则不可逆转地形成永久性损伤。因此，日常对眼睛的防护非常重要，儿童在紫外线强烈的天气下可以戴太阳镜，夏天正午时分尽量避免强光直射，外出旅游一定要装备保护眼睛的用品。必要时使用遮阳伞和遮阳帽，也能够起到防护作用。

84. 儿童戴太阳镜的误区是什么？

随着天气的转热，许多市民开始选购太阳镜，有的家长也给孩子选购了太阳镜。但有不少家长给孩子佩戴太阳镜的首要目的不是为了遮挡紫外线，而是出于装饰，不恰当地佩戴太阳镜会引起头痛、眼痛、疲劳等不适感，严重者甚至会出现视力下降或者导致本身疾病加重。

儿童戴太阳镜有哪些注意事项呢？佩戴太阳镜有以下常见误区，提醒大家避免。

误区一：戴太阳镜一定能保护眼睛

并非所有的太阳镜都能起到保护眼睛的作用，一副合格的太阳镜除了能够阻挡紫外线透过，还要能良好地辨别不同颜色的交通信号等。不合格的太阳镜可能会带有不该有的屈光度，视力正常的人戴上这种太阳镜，相当于戴了一副近视或远视镜，眼睛会受很大影响；另外，部分劣质太阳镜由于有效地遮挡了有用的可见光后，使紫外线的照射更加明显。所以建议市民到正规的眼镜验配机构去选择和购买太阳镜。

误区二：镜片颜色越深对眼睛的保护越好

阻止紫外线进入眼睛，不取决于镜片的颜色深度，而是由太阳镜材料中的紫外线吸收剂来决定。如果戴上了没有防紫外线功能的有色眼镜，比不戴太阳镜更危险，因为人体有自我保护的本能反应，眼睛遇到强光时，瞳孔会自然变小，使得进入眼睛的紫外线能量减少，一旦戴上没有防紫外线功能的眼镜，会使瞳孔放

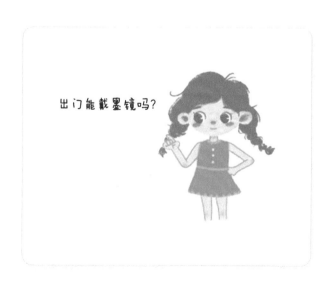

出门能戴墨镜吗？

大，再加上这种眼镜没有隔离紫外线的作用，这时的眼睛等于门户大开，任凭紫外线侵入，而且能量大大增加，对眼睛的伤害可想而知。

误区三：孩子可长时间戴太阳镜

儿童的瞳孔对强光刺激反应较灵敏，在强光下儿童眼睛的瞳孔会迅速缩小并减少进入眼底的光线，从而起到防护强光的作用；同时，儿童眼睛的适应能力很强，即使是戴上一些伪劣的太阳镜，孩子也能很快适应而感觉不到不舒适；此外，6岁以下儿童的视觉功能还未发育成熟，如果佩戴时间过长，眼底黄斑区相对得不到有效的刺激，则可能会影响视觉的进一步发育，甚至形成弱视。因此，在中午日照特别强烈、眼科散瞳期间以及眼睛对日光特别敏感时需要佩戴太阳镜之外，一般情况下尽量不要为了装饰而给儿童佩戴太阳镜。

接下来，那就让我们来告诉您如何为自己挑选合适的太阳镜吧！

（1）太阳镜材料的选择

镜片材质有玻璃和树脂，而最好应该采用偏光镜片。它采用和隐形眼镜一样轻巧精密的合成树脂制成，由七层薄片合成，最外面两层是超硬的耐磨层；第二、六层是防碎强化层；第三、五层是紫外线过滤层，最中间一层是偏光过滤层。偏光镜片能有效滤除反射光和有害紫外线，并具有防碎、防磨等功能，也是时下最流行的太阳镜所选用的材质。

（2）太阳镜颜色的挑选

首先要根据自己的肤色、脸形、穿着来搭配太阳镜；其次应根据出入场所来选择太阳镜色彩。一般来说，墨绿色、茶色、灰色的滤光效果不错；灰色镜片对任何色谱都能均衡吸收，戴镜后所看到的景物只会变暗而不会有明显色差；茶色镜片能滤除大量蓝光，可以改善视觉对比度和清晰度，在空气污染严重或多雾情况下佩戴效果尤佳。

（3）太阳镜颜色深浅的选择

简单的自测方法是对着镜子戴上太阳镜，以依稀可以看见自己的瞳孔为限度。颜色太浅的则滤光作用太小；颜色太深的则影响视力又削弱色感。海边水上活动、反光强烈的雪地以及日照十分强烈的太阳下，应佩戴运动型太阳镜，它们大多采用颜色艳丽的饱和色，可以吸收或反射更多的可见光。

（4）如何选择防紫外线的太阳眼镜

镜片颜色深浅与是否防紫外线是两回事，就算镜片颜色深，未必可以有效防紫外线，只有镜面或吊牌上有注明防UV-A、UV-B和CE标志的太阳镜才提示能阻隔一定的紫外线。UV指数通常在96%～98%之间，一般正规眼镜店都会有检测太阳镜抵抗紫外线能力大小的仪器，购买时不妨检测一下。

（5）太阳镜镜片是否平整

用手拿太阳镜的两角对着日光灯，让镜面的反光条平缓滚动，如果发现镜面反射的日光灯影出现波浪状、扭曲状，证明镜片不平整，这样的镜面会损伤视力。另外还要观察镜片是否有划痕、杂质、气泡、条纹等。

85. 孩子多大才能接触电子产品？

2013年国家卫生和计划生育委员会发布的《儿童眼及视力保健技术规范》提出，儿童持续近距离注视时间每次不宜超过30min，操作各种电子视频产品时间每次不宜超过20min，每天累计时间建议不超过1h。3岁以下儿童尽量避免操作各种电子视频产品。

宝宝过早玩手机，危害还是不小的，必须引起家长的重视。首先最直接的就是可能导致近视。由于手机屏幕小、色彩变化多，宝宝总是盯着手机，导致用眼疲劳，从而引起近视。特别是宝宝视觉系统发育还不完善，对眼睛的伤害极大。其次会影响到宝宝的运动能力。爱动本是宝宝的天性，而宝宝一旦拿到手机，往往会很专注地盯着屏幕、触摸屏幕和按键，然后长时间坐着或站着玩手机，这些都不利于宝宝的运动能力的发展。此外过小成为低头族，对宝宝的颈椎发育也非常不利。再次，还可能导致宝宝的语言能力发育受阻，减少与家人的交流，甚至说话会遇到困难；同时也不利于良好性格的培养，缺乏与外界的沟通能力。另

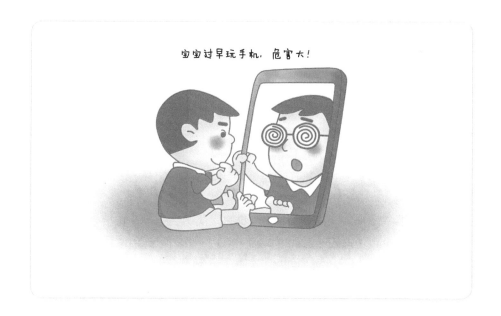

宝宝过早玩手机，危害大！

外、过早、过多接触每秒闪烁50～60次的电子屏幕，对于神经发育不成熟的宝宝，可能引起眼睛刺激、干涩而出现眨眼的现象，从而诱发抽动症。这在临床上见到相当多的案例。减少宝宝玩手机，对于家长来说，首先自身要树立起榜样。要形成高质量的陪伴，陪着宝宝，就不要同时玩着手机。可以选择一些样子很像手机的玩具，色彩丰富些，主要是按键，以锻炼宝宝的手部精细动作。

总之，别让宝宝过早地玩手机、电脑、平板等电子产品，也不能让宝宝玩太久手机。对于稍年长的孩子，家长要特别注意监督孩子玩手机等电子产品的时间和频率，避免孩子长时间沉溺于电子产品。

 小知识

为什么电子产品最容易导致近视

促使近视发展的原因专家公认的有两点，第一为长期看近距离巩膜受压，眼压增高，眼轴增长；第二眼调节滞后导致远视性离焦，促使眼轴增长。电子产品完全满足促使近视发展的这两个因素，一方面离得很近，另一方面电子产品的频闪刺激眼睛不断调节，导致远视性离焦。

86. 什么是读书写字姿势的"三个一"原则？

好多家长知道看书写字一定要遵守"三个一"原则，但是不知道"三个一"究竟是指什么，为什么看书写字需要"三个一"。"三个一"原则通常指写字的时候眼睛离书本要有一尺距离，胸离桌缘有一拳距离，握笔时握点离笔尖有一寸距离。腰背要直，双眼要正视下方，头不要偏左或偏右，这样肩膀才不会不等高，对双眼的协调工作、对身体发育预防畸形更有利。我们讲的尺寸其实也是在一个范围内可以调整的距离，因为孩子的年龄不一样，身高也有差别，有专家对"三个一"做了如下的解释："读书时坐姿要端正，双手拿书或将书平放在桌上；书本与眼睛距离为30～35cm（大约一尺），与视线夹角接近直角，读书时还要做到胸部与桌缘距离为6～8cm（大约一拳的距离），握笔时食指较大拇指稍低，握点离笔尖3～4cm（大约一寸）。"这就针对不同的孩子给出了一个可调整的范围，但是有的家长觉得这么量化也不方便，一般家长不会真正地去测量这个距离，即使想去测量也不知道自己的孩子适合在这个范围的哪个值。后来专家又针

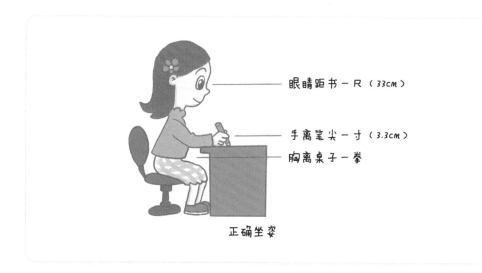

眼睛距书一尺（33cm）

手离笔尖一寸（3.3cm）

胸离桌子一拳

正确坐姿

对这个问题给出了一个方便家长把控的方法，即"眼离书本一小臂远，胸离桌子一横拳远，手离笔尖一（中）指节远"。这样家长很方便把控距离，也适合不同年龄、不同身高的孩子，这是对"三个一"最新的解读。

这"三个一"中最核心重要的是"一寸"，因为这"一寸"保持不了，"一尺"和"一拳"也难以保证。对儿童来说最难的也是这一寸！从物理学杠杆原理分析可以知道，正确握笔的支点在中指第一指节拇指侧，阻力臂是支点到笔尖的距离约3cm，动力臂是拇指和食指与笔接触点到支点距离约0.5cm。阻力臂/动力臂=6倍，由此可知正确握笔应为费力杠杆。儿童如握笔年龄过小或指力过小，就会使用不正确的握笔姿势来代偿，具体表现为握笔支点靠前（减少阻力臂）和用靠近拇指根握笔（增加动力）。这种握笔的动力定型一旦形成，就会使儿童为看清笔尖而头部左倾，且双眼距离纸面更近。因此正确握笔姿势的"一寸"尤为重要。

87. 怎样正确滴眼药水？

眼药水不可随便乱用，应遵医嘱使用。正确点眼药可以治疗眼病，若方法不正确就会减轻疗效或引起不良反应。

正确使用眼药水（膏）的步骤：

（1）点眼药水（膏）前不忘洗手，以免经手指接触感染。

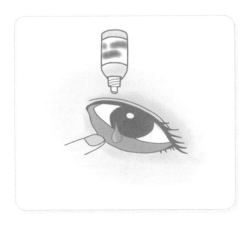

（2）点药前要先确认使用的是正确名称的眼药，并明确使用剂量。

（3）头部向后仰，或平躺位。

（4）将下眼皮下拉与眼球分开：可以用食指将下眼皮轻轻向下拉；或用拇指及食指捏住下眼皮拉向外，使下眼皮与眼球之间形成一个窝，眼药水即滴在此窝内。

（5）将眼药水瓶口垂直向下对准、点在下眼皮窝内。眼药水点一滴即可，眼药膏大约挤出1cm长（特殊用药遵医嘱）。眼药瓶口不可以接触到眼睛或睫毛，以防止药瓶药水受污染。

（6）点完眼药，立即盖上瓶盖。

（7）眼球表面的容积很有限，且泪液由鼻泪管排掉的速度很快，用手指轻轻按压眼内角鼻泪管处，可以延长眼药水在结膜囊的时间。

（8）滴药后轻轻闭眼休息3～5min。这样，可以防止眼药水过早蒸发，同时，也可以增加眼部对药物的吸收，提高药物利用度。

（9）某些有全身作用的药物，如散瞳药等，用药后需压迫内眼角泪囊部3min，以避免药物流入口鼻引起全身副反应。

（10）在睁开眼睛之前，以纸巾或手巾将流至眼睛周围未被吸收的眼药水（膏）或泪水轻轻沾干即可。

（11）若需要点两三种眼药水时，需间隔5～10min再点第二种眼药水。若需同时点眼药水及眼药膏时，应先点眼药水隔5min后再点眼药膏。

（12）点完眼药水（膏）有可能手指会沾到药水或泪水，需再洗手。

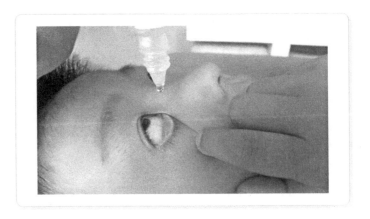

眼药水的保质期

眼药水包装上的保质期通常指未开瓶使用的情况，一般为1～2年。一旦开封使用，4周后若未用完，就应立即丢弃。因为眼药水开封后，相当于保存环境发生了改变，药效会逐渐减弱。在使用和保存过程中，药液还可能被空气中的微生物污染，带来安全隐患。如果使用方法不当，滴眼药水时瓶口接触到了角膜，引起眼部感染的风险会更大。建议不要使用开封过久的眼药水，否则会影响眼睛健康。

88. 为什么眼药水不能随便给孩子用？

长时间用眼，眼睛干涩、酸胀的问题时有发生，成年人通常会到药店自行购买治疗视疲劳的眼药水点眼缓解症状。现如今连孩子也过早加入了视疲劳的队伍中。面对市面上功能繁多的眼药水，眼科专家提醒：千万不能乱给孩子点眼药水，使用不当会对眼睛造成不必要的伤害。以下三类眼药水不能随便给孩子用：

（1）去红血丝的眼药水

主要成分：盐酸萘甲唑啉、盐酸羟甲唑啉、盐酸四氢唑啉等。这类眼药水有显著收缩血管的作用，可减轻眼部充血，所以受众很多。然而很多人不管眼部为什么充血，买来就滴。滴完一开始不红了，结果过几天更红，再接着滴……其

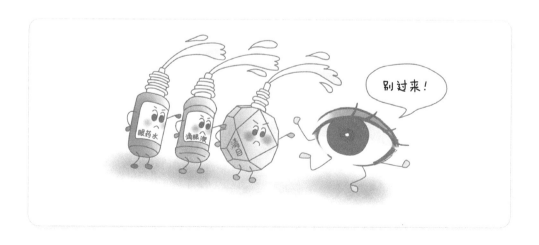

实这些眼药水核心成分都是"肾上腺素受体激动剂"。经常使用会造成瞳孔散大、血管粗大，产生依赖的风险，更严重的甚至会导致闭角型青光眼急性发作。所以，使用这类眼药水消除红血丝，基本属于治标不治本。

（2）带来清凉感的眼药水

主要成分：珍珠液、冰片、薄荷、樟脑、熊胆等。很多人觉得眼睛干涩，就需要凉润一下，因而选择这类眼药水。但是，这些成分滴在眼睛上，作用机理、不良反应、毒性反应等大多是没有切实有效的研究论证的，所以这类眼药水属于风险未知。

（3）激素类眼药水

常见的激素类眼药水有：地塞米松、倍他米松、强的松、可的松等。很多人觉得眼睛有炎症，不舒服，就想用这类眼药水。确实，这类眼药水可以治疗很多眼部疾病，但是一定要在医生的指导下使用，随意滥用容易造成药源性干眼症、激素性青光眼，甚至眼部菌群失调，产生抗药性。长期使用易诱发青光眼。

那么，什么样的眼药水相对比较安全呢？如果觉得眼睛干涩，没时间休息或休息后仍觉得不适，可以试试滴用人工泪液。它的主要成分是玻璃酸钠，模拟天然泪液。眼睛干涩时，可适当缓解症状，并且不含其他任何抗过敏、抗炎症、抗疲劳的成分。人工泪液相对安全，不代表它可以滥用，觉得眼睛干涩不适时可适度使用，尽量选用不含防腐剂的人工泪液。

必须注意的是：眼药水不能随便给孩子点，眼睛出现问题一定要及时就诊，遵医嘱用药。眼药水开瓶一个月后就应该丢弃，如果还需要点眼，应该使用新的眼药水。另外，眼药不能随意存放。将眼药水放在衣服口袋里、光线直射的地方都是不对的。眼药水应密闭放在阴凉处保存，有部分眼药水需冷藏保存，应遵医嘱置于冰箱冷藏保存，并应留意眼药水的保质时间。

89. 孩子通常会出现哪些眼部过敏？

眼部过敏是眼科常见疾病之一，以过敏性结膜炎最为常见，又称为变态反应性结膜炎，是结膜对事物或环境因素产生的一种超敏反应。主要包括Ⅰ型变态反应及Ⅳ型变态反应，儿童以Ⅰ型变态反应所致的过敏性结膜炎最为常见。包括季节性过敏性结膜炎、常年性过敏性结膜炎、春季角结膜炎、巨乳头性结膜炎、特应性角结膜炎。

儿童过敏性结膜炎主要表现为眼痒、频繁揉眼、眨眼、眼红、流泪、分泌物多等。以眼痒为最常见的症状，几乎所有的过敏性结膜炎患者均可出现，其中春秋季节表现最为明显。而年龄较小的儿童，不会表达眼睛痒的症状，就表现为频繁揉眼、眨眼。急性发作的过敏性结膜炎以球结膜水肿为主要症状，严重时家长会说孩子的眼白鼓出来，黑眼球都看不到了。

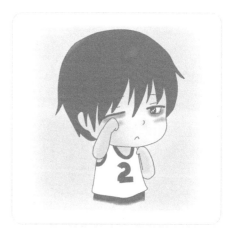

过敏性结膜炎的症状会随着季节变化反复发作。一般而言，在春暖花开的日子里症状会加重，有的患者除了眼睛不适外，还可能产生鼻腔过敏症状，这种情况临床上也称为过敏性鼻炎结膜炎。

引起儿童眼部过敏的过敏原有：花粉、草类、真菌、尘螨、动物皮屑（多为猫或狗）等。其他过敏因素如精神压力、感染、冷刺激均可诱发儿童眼部过敏的发生或使症状加重。

对于明确过敏原的，最有效的方法就是避免接触过敏原。比如有的孩子对花粉过敏，在花粉多的季节，尽量少出门，或者在出门时做好戴护目镜、口罩、手套等保护措施。如果不能明确过敏原，下面的方法会有帮助，如：清除房间的破布及毛毯；注意床上卫生，清除床单、枕头的螨虫；采用空气净化器；定期清洗空调机；避免家中养猫、狗等宠物。

眼睛过敏可以先用冰袋或凉毛巾冷敷，可以有效地减轻眼痒红肿等症状，还可以到医院开一些抗过敏的眼药。这些都是暂时缓解症状，治标不治本。最根本的还是去除过敏原，提高自身免疫力和抵抗力。

90. 不洁宠物可能给宝宝带来哪些眼病？

（1）过敏性结膜炎

过敏性结膜炎的主要过敏原包括霉菌、螨虫、宠物皮毛和分泌物、灰尘，主要表现是眼睛不舒服，容易眨眼睛、揉眼睛。主要预防办法就是减少过敏原的数量，要做到以下几点：① 远离宠物，宠物的皮毛、皮屑、分泌物都可以成为过敏原，导致孩子过敏，特别是猫，即使把猫移走一年以后，在家里还会测到猫的过敏原。② 远离需要水的动植物，霉菌是和潮湿联系在一起，水是霉菌生长的基石，乌龟和花盆是霉菌的最好载体。③ 勤洗勤换被褥。螨虫和人是密不可分的，它以人的皮屑为食物。要减少螨虫的影响就要勤洗勤换床单被褥，最好用50℃以上的热水烫洗。

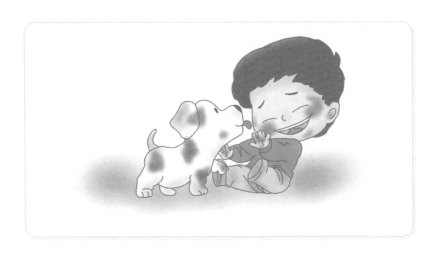

（2）弓蛔虫眼病

弓蛔虫是寄生在狗、猫肠道内的常见寄生虫，被弓蛔虫寄生的猫狗排出的粪便中含有大量虫卵，如果人食用被污染的食物，虫卵就会在人体内孵化，孵化后，弓蛔虫会随着血液循环进入肝、肺、眼等器官。如果进入眼内，这些幼虫直接侵犯眼内组织或者通过免疫应答引起眼内的炎症，常致慢性葡萄膜炎、玻璃体炎、局灶性坏死性肉芽肿性炎症，严重者可致失明。因此，眼弓蛔虫病就是由犬弓蛔虫或猫弓蛔虫的幼虫侵犯眼内组织引起的感染性疾病。眼弓蛔虫病主要发生于儿童，是儿童葡萄膜炎的三大原因之一，据报道，眼弓蛔虫病在儿童葡萄膜炎中占10%。

如何预防眼弓蛔虫病的发生呢？首先，让孩子远离狗、猫等宠物，避免与它们亲密接触；其次，对于所养的宠物应该加强清洁卫生，定期进行疫苗的接种；最后，注意个人卫生，养成良好的生活习惯，勤洗手，入口食物必须严格清洗，避免吃生食。

（3）先天性白内障

动物易携带病毒，孕妇怀孕前3个月内，如果和动物亲密接触，不慎感染风疹、麻疹、水痘、腮腺炎或是甲状腺功能不足、营养不足等，都可使腹中胎儿晶状体的胚胎发育受影响而发生混浊，导致先天性白内障。

91. 哪些饮食不利于近视的预防？

近视患儿家长经常会问：孩子近视眼了，饮食应注意什么？哪些饮食习惯与

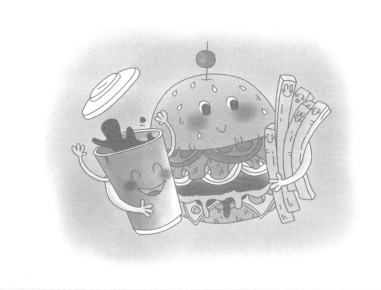

近视眼的发生有关呢？

　　近代研究表明：高糖、高蛋白饮食及饮食中缺乏某些微量元素与近视眼的形成有关，故过度营养并无好处。儿童多喜欢甜食，而过量的糖在体内可使血液偏酸，从而引起血钙不足，减弱眼球壁的弹性，使眼轴增长，留下近视的隐患。同时，血糖升高，会使晶状体变凸而形成近视。过多肉食可降低巩膜胶原复合物中的含钙量。

　　专家分析说，体内缺乏微量元素铬与近视的形成有一定的关系。铬元素在人体中与球蛋白结合，是球蛋白正常代谢的必需元素。处于生长发育旺盛时期的青少年，铬的需求量比成年人大。铬主要存在于粗粮、红糖、蔬菜及水果等食物中，有些家长不注意食物搭配，长期给孩子吃一些精细食物，从而造成机体缺铬，引起机体血液渗透压的改变，进而导致眼睛晶状体渗透压的变化，使晶状体变凸，屈光度增加，产生近视。

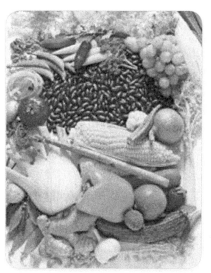

　　吃硬质食品过少也是引起青少年近视增加的原因之一。咀嚼食物可以促使面部肌肉

（包括支配眼球运动的肌肉）运动，进而有效地发挥调节眼睛晶状体的能力。日本研究人员为此调查近300名学生，发现凡是喜欢吃硬质食品者视力均正常，常吃软食者多有不同程度的视力下降，故咀嚼被誉为眼的保健操。因此，根据儿童的牙齿发育情况，安排如胡萝卜、土豆、黄豆、水果等耐嚼的硬质食品，增加咀嚼的机会，可预防近视眼的发生。

此外，叶黄素能保证眼睛的视网膜和角膜的正常代谢，摄入过少可导致近视的发生，应多吃新鲜绿色蔬菜和柑橘类水果；蛋白质、钙、磷是增强巩膜坚韧性的主要物质之一，能防止近视眼的发生。

 小知识

近视的发展主要是因为巩膜的改变

巩膜是眼球壁的最外一层，由致密的胶原和弹力纤维构成，其结构坚韧，不透明，质地坚硬呈瓷白色。血管很少，前面与角膜、后面与视神经硬膜鞘相连。巩膜表面被眼球筋膜和结膜覆盖。巩膜包括表层巩膜、巩膜实质和棕黑层。巩膜由于胶原和弹力纤维的改变失去弹性变硬，使人的眼轴变长，是形成青少年近视的主要原因。

92. 眼睛需要哪些营养物质？

与眼睛密切相关的营养物质如下：

① 维生素A　维生素A能促进和维持机体上皮组织的生长及功能正常，能保证角膜的结构正常，参与视网膜视杆细胞类物质的合成。儿童缺乏维生素A会造成角膜干燥、软化甚至溃疡。维生素A的食物来源有二：一为动物类食品中的视黄醇，主要食品有肝脏、奶油、蛋黄等；二为植物类食品中的胡萝卜素，主要蔬菜有西兰花、胡萝卜、芹菜、菠菜、金针菇、韭菜、南瓜等。

② 维生素B_1　缺乏维生素B_1可发生眼干燥、视力模糊、角膜充血或者加重近视。含维生素B_1的食物主要有谷类（以粗粮为主）、豆类、动物肝脏等。

③ 维生素B_2　当缺乏维生素B_2时，眼睛会出现怕光、流泪、烧灼感，还会引起结膜炎等。含维生素B_2的食物主要有牛奶、蛋黄、肝脏、黄豆及深绿色植物类食品等。

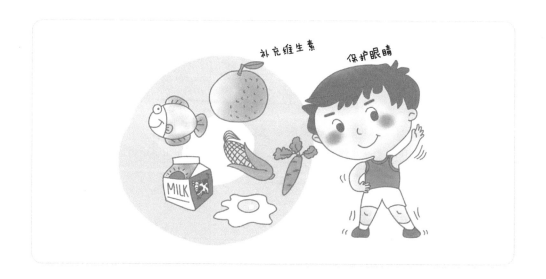

④ 钙　钙对骨骼发育的重要作用早已被认可，但对眼睛发育的影响常常被忽略。事实上，当儿童缺钙时，眼球壁弹力减低，眼球内部的压力会使眼轴拉长，特别是近距离看书、看电视时，用眼过度会助长近视的发生，这也是目前儿童近视眼发病原因之一。含钙丰富的食物主要有虾皮、海米、蛋黄、豆腐干、紫菜、海带、豆腐、牛奶等。需要注意的是：钙的吸收要有维生素D的参与，因此补钙的同时应注意维生素D的补充。

总之，最重要的是注重儿童营养的均衡摄入。大部分孩子能够从每天均衡的饮食中摄取足够的营养，并不需要特别补充营养素。偏食挑食的孩子，绿色蔬菜摄入少，容易存在B族维生素和维生素C缺乏的现象，需要及时补充。青春期的孩子，生长发育加速，也可以适当补充钙质和一些生理需要量的复合维生素，不仅对身高的增长，而且对近视的预防都有好处。当然对于饮食均衡的孩子来说，没有必要额外补充营养素。简言之，眼睛的正常发育及预防近视不是靠多吃一种或几种保健品就能达到的。

93. 孩子眼睛多久检查一次？

国家卫生健康委员会要求健康儿童应当在新生儿期、3个月、6个月、12个月和2岁、3岁、4岁、5岁、6岁进行阶段性眼病筛查和视力检查。儿童眼病筛查方法是针对不同年龄段的儿童特点和常见眼病设置的，一般都比较方便快捷、安全无创。

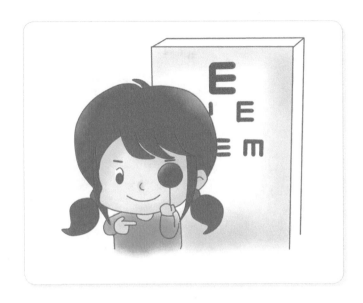

1岁以内按月龄检查4次或以上。新生儿视力异常仅靠外观不能发现，只能通过检查才能发现，而且新生儿眼病的治疗窗口期很短，因此，及时发现、及时治疗特别重要。

1～3岁的孩子每年均有必要到医院眼科进行一次眼科全面检查。有条件者可每3～6个月检查一次。婴幼儿期眼保健的重点是评估视觉发育、先天性眼病筛查、严重屈光不正和斜视的筛查和治疗。此年龄段儿童可以采用不同的视力筛查方法对视觉发育状况进行评估，及时发现明显的视觉异常；对于严重的屈光不正和斜视要进行矫治以免影响孩子视觉发育。

3～6岁学龄前儿童一般半年或一年要常规检查眼睛。学龄前儿童眼保健的重点是筛查和治疗弱视，预防近视。学龄前期是弱视筛查和治疗的最佳时期，在此期间早发现早治疗效果满意，一旦超过6岁，弱视的治疗效果则较差。

在校学生一般一个学期检查一次。寒假一次、暑假一次。半年复查的目的主要有：首先，及时发现假性近视，以便早期预防或者干预治疗。其次，引起孩子对保护眼睛的重视。一般眼科医生看到孩子可能有假性近视、远视储备不足，或眼轴超过同龄的孩子，都会提醒孩子和家长，要好好爱护眼睛，少接触电子产品，这样孩子也会有一个保护眼睛的意识。最后，对于眼睛近视的小朋友，根据复查结果，确定是否需要更换眼镜，近视度数改变或瞳距改变都应该重新配镜。否则，不合适的眼镜对孩子眼睛的发育和近视的发展都会产生很大的不利影响。如果合并有其他的特殊情况，如先天性白内障手术后等要根据具体情况来把握复查的时间。

94. 上网课眼睛干涩怎么办?

上网课的时间长了，一些同学可能会出现眼睛干涩、灼热，或者有异物感，视力不稳定或是暂时模糊的现象，严重或敏感者可能还会觉得睁眼困难、眼球胀痛甚至头痛。这一系列症状的出现，在临床上叫作视频终端综合征。

长时间看手机、电脑等眼睛出现干涩的原因主要是当眼睛注视电脑或手机屏幕时，眨眼次数会减少，而眨眼是保证泪膜均匀分布在眼表的重要条件。人眼正常情况下每分钟眨眼20次左右，而使用电脑或手机时，长时间睁眼凝视快速变动的屏幕，眨眼次数明显减少，每分钟只有4～5次。

如果自觉眼睛干涩，我们该怎么办呢?

（1）连续盯手机或电脑屏幕的时间不要太长，根据"20-20-20"口诀，建议看屏幕20min后，要抬头眺望6m外远处至少20s。最重要的是电子产品的使用时间要严格控制，时间当然是越短越好。用眼过度后，可闭目休息或到阳台远眺，让眼睛充分放松。

（2）保证室内合适的温度和湿度。温度和湿度不合适也容易引起眼睛不舒服，尤其是室温较高和湿度较低会更容易导致干眼和眼疲劳。建议室内温度最好控制在18～20℃范围内，可以使用加湿器，使空气的湿度增大。

（3）在使用手机、电脑时，尽量有意识地提醒自己多眨眼，每分钟眨眼12～16次，并且要完全闭上再睁开，保证泪液充分湿润眼睛。

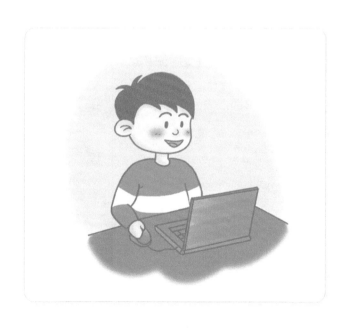

（4）热敷是缓解眼睛干涩和疲劳的有效方法。热敷的方法是把40～50℃左右的热毛巾放在闭着的眼睛上。这样简单的眼睑热敷可以刺激泪腺体分泌，促进眼的血液循环，减少干眼等不适的发生。

（5）如果是角膜接触镜佩戴者，建议干眼严重时适时地交替使用框架眼镜，即接触镜与框架眼镜轮换使用，最好多戴框架眼镜。

（6）如果干眼症状比较严重，通过以上方法不能缓解者，可以考虑滴用不含防腐剂的人工泪液缓解干眼症状。

95. 激光笔对眼睛有哪些伤害？

激光是20世纪60年代的新光源，具有方向性好、亮度高、单色性好和高能量密度等特点。谈到激光对人体的损伤，主要是眼部损伤最为严重。人的眼睛就像一部很精密的照相机，人们从外界获得的信息70％来自眼睛，而激光对眼睛的损伤可作用于眼睛的各个部分。激光的波长不同，其对眼球作用的程度不同，后果也不同，其中最严重的后果是永久性失明。

波长在远红外光范围内的激光，对眼睛的损害主要以角膜为主，因为这类波长的激光几乎全部被角膜吸收，所以角膜损伤最重，患者常感到眼睛有异物样刺激、怕光、流泪、视力下降等，这时应保护伤眼，防止感染的发生，对症处理。

波长在紫外光范围内的激光，对眼睛的损伤主要是角膜和晶状体，因为晶状

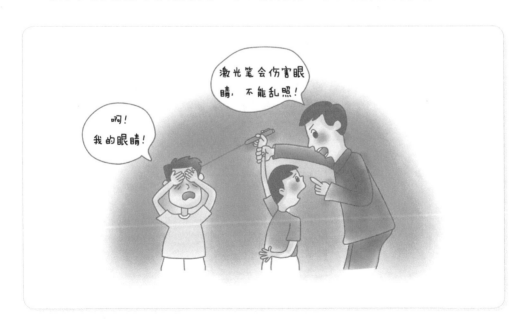

体会强烈吸收该波段的激光。如果过度接受辐射，可以导致白内障，若被角膜和结膜吸收，可导致角膜炎、角膜上皮脱落和结膜炎。

波长在可见光和近红外光范围内的激光，眼屈光介质的吸收率较低，透射率高，而屈光介质的聚焦能力（即聚光力）强，强度大的可见光或近红外光进入眼睛后可以透过人眼屈光介质，积聚于视网膜上，此时视网膜上的激光能量密度及功率密度会提高到几千甚至几万倍，大量的光能在瞬间集中于视网膜上，致视网膜的感光细胞层温度迅速升高，以至于使感光细胞凝固、变性、坏死而失去感光的作用。激光聚于感光细胞时过热而引起的蛋白质凝固变性是不可逆的损伤，焦点如果在视网膜的黄斑上，黄斑会被灼伤而造成中央视野损伤，看东西时出现"越想看的地方就越看不清"。

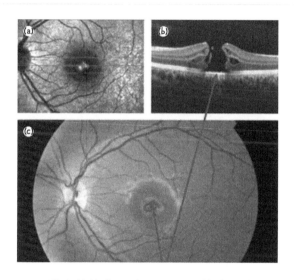

（a）、（b）激光笔灼伤眼底后，OCT检查眼底的平面图和切面图；（c）激光笔灼伤眼底后，彩色眼底照相的平面图

在日常生活中，我们接触最多的激光设备是激光笔。激光笔拥有红光、蓝光、绿光、紫光、黄光等射线，适用于汇报、教学、导游、投影机、验钞等领域。虽然激光笔看似小巧，功率较小，但对人眼睛的损伤却很严重。科学家曾经用0.5毫瓦的激光对人眼进行试验，并与太阳光的能量进行比较，发现激光比太阳光在视网膜上的照射幅度高80倍，这样大的辐照度，当然会引起视网膜的灼伤。因激光笔直射眼睛造成视物模糊，被诊断为视网膜损伤、黄斑区连续性中断的案例屡见不鲜，可见，用激光笔直射眼睛将造成严重的后果。

在使用激光笔时一定要注意以下几点：首先，必须严格遵守安全操作规则，如手持激光笔工作时，工作人员绝不能将激光笔直射人的眼睛，如果用激光玩具时，一定要告知儿童，不能直射人眼。其次，必要时应配备激光防护镜，防护眼镜可以阻挡大部分激光光束。再次，要定期进行健康检查，长期接触激光笔的工作人员应该定期检查眼底，及时做好防护工作。

96. 如何预防眼睛外伤？

儿童是一组特殊的群体，他们好奇心强、喜动、模仿性强，同时他们的控制力、自我保护意识差，容易受到外伤。眼睛因其结构脆弱，部分暴露于眼眶外，因此在全身各器官外伤中眼外伤发生率较高。

儿童眼外伤轻则引起视力下降，影响双眼视觉的发育，重则致盲，引起眼球萎缩、斜视或摘除眼球，不仅丧失视功能，而且影响外观。因此眼外伤不仅会对儿童造成生理上的创伤，还会造成心理上的严重伤害。

儿童眼外伤的致伤物分为以下几类。

（1）锐器：如刀、剪、针、一次性注射器、玻璃等。

（2）钝器：如土石块、棍棒、玩具、文具等。

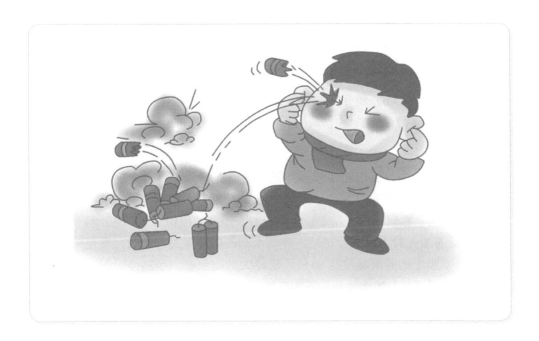

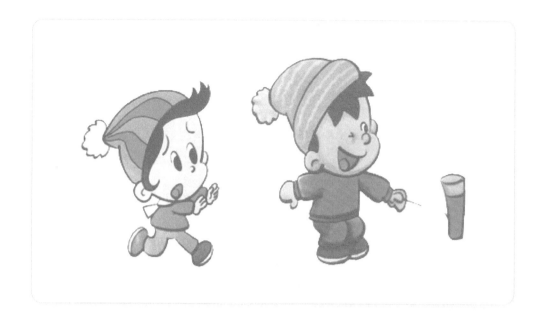

（3）爆炸物：如鞭炮、雷管、灯泡、酒瓶等。

（4）牲畜：如鸟啄伤、家畜角撞伤等。

（5）化学试剂：如酸碱、油漆、洗涤剂等。

预防儿童眼外伤首先要强调安全教育。家长和老师应对学生讲解眼外伤原因和危害，让儿童增强自我保护意识。其次是远离危险，家长要把刀、剪等危险物品放到儿童不能触及的地方，不买劣质、袭击性玩具，不让儿童玩一次性注射器，禁放烟花、鞭炮，避免接近牲畜、家禽。

一旦发生眼外伤，要及时、正确处理：化学伤要尽快就近用清水冲洗，然后再送往医院。发生机械性眼外伤，一定要及时就医。若遇开放性伤口，避免挤压和涂擦眼膏，应用硬纸盒盖简单保护后尽快送医院。

97. 0～1岁婴儿期如何保持眼健康？

足月新生儿出生时视力仅为光感，生后一年内眼球快速发育，双眼协调运动、调节能力、立体视功能也快速发育。

（1）日常观察要点

① 2月龄宝宝可以固视，会与家人有大量的目光接触和对视，这是家长发现

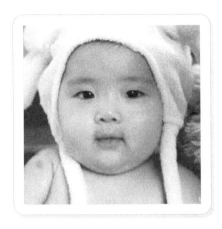

眼病的重要时期。如果宝宝的眼睛视线无法固定，则有可能视力不好。

② 观察宝宝是否可以追视。追视是用目标物吸引宝宝的注视之后慢慢移动目标物，观察宝宝双眼是否能追随一起移动。目标物在3月龄前可用黑白卡，3月龄后可用色彩鲜艳的玩具。若不能追视，应立即到眼科做进一步检查。

③ 6月龄宝宝眼睛可以随物体前后移动，双眼球位置正且可以随物体协调运动。若出现对眼、双眼运动不协调或总是歪头视物则怀疑异常。

④ 大致评估宝宝两眼视力是否有明显差别。可在家用交替遮盖法测验。如两眼视力有明显差别，当遮盖视力差的一眼时，宝宝无异常行为，而遮盖视力好的一眼时，宝宝会因视物不清而躲闪、烦躁或哭闹。

⑤ 注意观察宝宝眼睛的外形、位置、运动等，双眼大小有无明显不一致、有无对眼、瞳孔区有无发白等。

⑥ 注意观察宝宝眼睛分泌物是否较多、是否发黄，观察在宝宝不哭时是否有溢泪或眼泪汪汪等情况，如有需及时就医。这一阶段是新生儿泪囊炎干预治疗的最佳时间。

（2）定期进行眼科检查

健康宝宝应当在新生儿期（自出生后脐带结扎起到生后满28天）、3月龄、6月龄、12月龄分别进行眼科检查，定期检查是及时发现眼病的有效方法。

① 新生儿主要进行先天性可致盲性眼病的筛查，包括外眼检查、红光反射、眼底检查等。具有先天性白内障等遗传性眼病家族史、母孕期有宫内感染等眼病

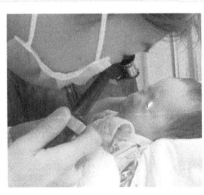

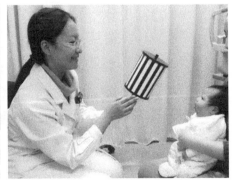

高危因素的宝宝，应尽早进行专业的眼科检查。

② 早产儿、低体重儿由于视网膜发育不成熟，可能会发生眼底病变，应遵医嘱及时检查直至视网膜发育成熟，发现异常应及时治疗以防致盲。

③ 满月后可进行追视检查、视动性眼震或选择性观看评估视力状况、眼部B超检查等。5月龄以上宝宝可以进行远视、近视、散光等屈光不正及斜视的筛查。

（3）注重眼健康习惯的培养

① 宝宝视力发育需要光线刺激，白天要保证室内光线明亮、不要刻意避光。夜间睡眠应关灯。避免遮盖眼睛。

② 保持眼部卫生，使用干净的毛巾或棉签清洁眼部。

③ 预防斜视。婴儿床头悬挂可爱的小玩具及近距离地逗宝宝可使宝宝眼睛较长时间地向内旋转，易发展成内斜视，也就是俗称的"对眼"。正确的方法是把玩具悬挂在围栏的周围，并经常更换位置。

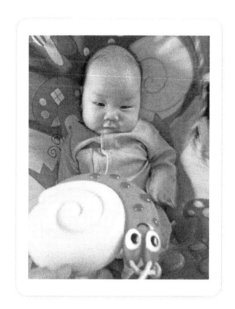

④ 正确促进宝宝视觉的发育。经常和宝宝对视、微笑，进行眼神交流，多训练追视。4～5月龄后训练宝宝主动用手抓、拿玩具，玩具可由大变小并向不同方向运动来促进手、脑、眼的协调发展。8月龄后和宝宝多玩"藏猫猫"游戏。10月龄左右让宝宝看图识图、认识颜色等。

⑤ 家长可为宝宝提供丰富的视听环境，如看图片、听音乐等。要特别注意避免使用电脑、电视、手机、平板等电子视频产品，要多带宝宝到户外看大自然的风光。

98. 1～3岁幼儿期如何保持眼健康？

随着幼儿用眼增多，眼睛视细胞和大脑得到的锻炼也越来越多，看的本领继续增强。随着孩子开始走路，活动范围增加，此阶段也需要注意避免眼外伤的发生。

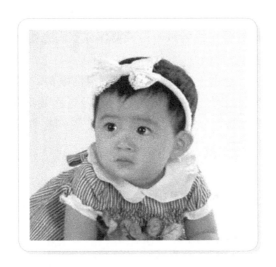

（1）日常观察要点

① 幼儿开始对远的东西感兴趣，比如天上的飞机、小鸟。立体视逐渐发育，能判断物体空间位置。逐渐认识红色、黄色、绿色等颜色。

② 幼儿视物凑得过近、眯眼看、瞳孔区发白、眼位偏斜或歪头视物、眼球震颤等均为异常表现，应及时就诊。

（2）定期进行眼科检查，积极治疗

健康幼儿每年进行一次眼科检查。积极治疗此时期的各种眼病，不要延误而错过最佳时机。

眼病筛查的检查项目都是针对幼儿设计的，快速、安全、易配合。视力检查对1～2岁的幼儿可以使用点状视力仪，对2岁以上幼儿可使用图形视力表，幼儿都比较乐于接受这种检查。还需要进行斜视和屈光不正（远视、近视、散光）的筛查。

筛查可疑异常者需遵医嘱及时散瞳确诊。散瞳是视觉异常眼病最有效的诊断方法，正确使用散瞳药物对眼睛和身体无害，对幼儿日常生活、吃喝玩耍均无影响。

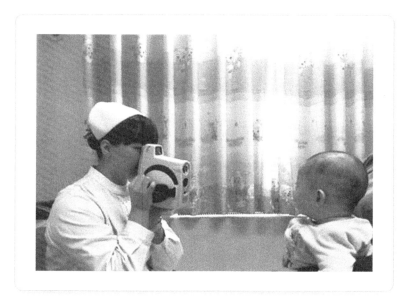

（3）注重眼健康习惯的培养

① 谨防眼外伤。不要让幼儿玩铅笔等尖锐物。避免幼儿接触到强酸、强碱等洗涤剂。如果眼内进入异物应立即用大量清水彻底清洗，并及时到医院进一步处理。

② 预防传染性眼病。教育和督促幼儿经常洗手，不揉眼睛。不要带患有传染性眼病的幼儿到人群聚集场所活动。

③ 养成良好用眼习惯。2岁以下幼儿尽量避免使用各种电子视频产品。户外活动每天不少于2h。

④ 要合理营养，均衡膳食，不要盲目使用眼保健产品。眼睛正常发育不是吃某一种或几种食物或保健品就能促成的，不能妄求捷径。

99. 3～6岁学龄前儿童如何保持眼健康？

学龄前儿童进入幼儿园开始集体生活，眼部感染机会明显增加，活动范围进一步增大，眼外伤机会增加。另外，随着儿童用眼增多，远视储备过度消耗，容易过早出现近视。

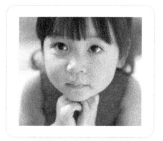

（1）日常观察要点

① 视物距离过近或眯眼、眼位偏斜或歪头视物、

眼球震颤、阳光下眯一眼、眼红、有分泌物等均为异常表现。儿童自己表述眼部不适时应及时就诊。

② 教育儿童在日常生活中知道哪些情况要及时告诉父母，如双眼感觉对比异常、眼痛、眼痒、受伤等。

（2）**定期进行眼科检查，尽早治疗**

每年进行一次眼病筛查和视力检查。视力正常标准为3岁0.6、4岁0.8、5岁及以上1.0。此年龄段视力低常一般不是近视，主要原因是远视、散光、屈光参差、斜视、弱视，需进一步检查确诊。此阶段是治疗弱视的最佳时期。

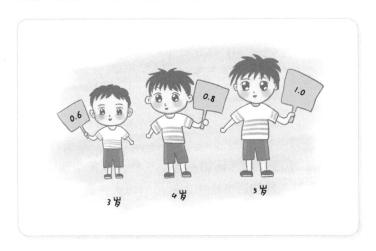

筛查可疑异常者需遵医嘱散瞳确诊，散瞳是准确检查儿童屈光不正度数、明确诊断的重要步骤，正确使用散瞳药物对儿童眼睛和身体无伤害。根据散瞳验光结果由医生决定是否需配镜矫正治疗。

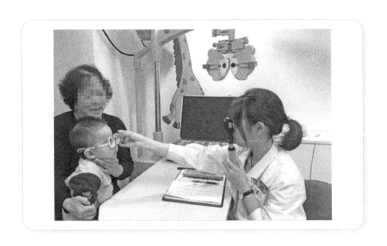

眼镜对视觉发育异常儿童来说是一剂光学良药，是给儿童配的一双"眼睛"，不接受眼镜的家长相当于剥夺了孩子眼睛正常发育的权利。眼镜要到具有小儿眼病诊疗资质的专业医疗机构进行正规验配，不使用劣质及不合格眼镜。

矫正眼镜必须全天佩戴。长大后能否摘镜要根据屈光不正的性质、生活和学习的需要来决定。

（3）注重眼健康习惯的培养

① 预防眼外伤。注意玩具的安全性，远离烟花爆竹。

② 预防传染性眼病：教育和督促儿童经常洗手、不揉眼睛。

③ 培养良好的用眼习惯，预防近视，谨记"两减一增"：

● 减少所有电子视频产品使用时间，每次20min，每天累积不要超过1h。不要寄希望于防蓝光眼镜。

● 减少近距离用眼时间，做到保护视力三个"20"法则：20min近距离用眼后远眺约6m外的景物20s。

● 增加户外活动时间：每天2h以上"目"浴阳光。

④ 均衡营养，不偏食不挑食。

⑤ 养成良好睡眠习惯，保证每天充足睡眠时间。

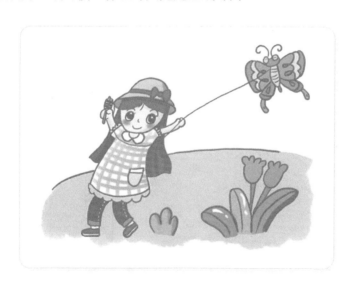

100. 6～18岁学龄儿童如何保持眼健康？

进入学龄期，学生课业量增加，用眼强度增大，远视储备消耗过多，近视呈现越来越低龄化的现象，该阶段重点是预防、控制和延缓近视。

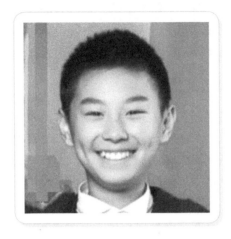

（1）日常观察要点

视物距离过近或眯眼、眼位偏斜或歪头视物提示异常，应及时就诊。

提醒孩子如果遇到上课看不清楚黑板等情况时要及时告知家长。

（2）定期进行眼科检查

每年进行视力检查及相关眼病检查。建议为儿童、青少年建立屈光发育档案，包括视力、屈光度和眼轴长度等，监测近视的发生和发展。

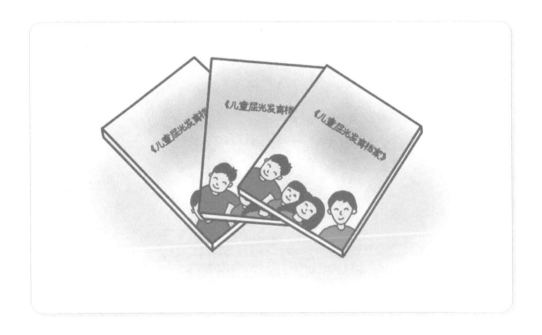

视力异常一定要到正规医疗机构进行精准的医学验光，并遵医嘱正确矫正。如果该戴眼镜时坚持不戴，反而会加重近视度数的增长。

（3）注重眼健康习惯的培养

① 掌握正确的读写姿势和握笔姿势，做到三个"一"：眼睛距离书本一尺，身体距离桌子边缘一拳，握笔时手指尖距离笔尖一寸。

② 坚持做到预防近视的"两减一增"（详见99.3～6岁学龄前儿童如何保持眼健康）。

③ 不在昏暗的光线下看书写字，不要躺着看书或边走边看。

④ 真性近视无法治愈。家长要通过正规途径科学认识近视，自觉抵制近视矫正虚假违法广告。不恰当的近视矫正行为可能对孩子造成更严重的危害。

⑤ 确诊近视后应尽可能延缓近视进展，避免发展为高度近视而出现致盲性并发症。高度近视已成为我国不可逆的致盲性眼病第一位，家长切不可小觑近视度数的增长，要培养孩子日常生活学习用眼的好习惯。

⑥ 不要寄希望于成年后的激光近视手术，因为手术不能改变变薄的视网膜和已拉长变形的眼球，不能减少高度近视本身引起的并发症。

参考文献

[1] 李凤鸣，谢立信. 中华眼科学 [M]. 3 版. 北京：人民卫生出版社，2014.

[2] 阎洪禄，高建鲁. 小儿眼科学 [M]. 北京：人民卫生出版社，2002.

[3] E. Olitsky Harley. 小儿眼科学 [M]. 谢立信，译. 5 版. 北京：人民卫生出版社，2009.

[4] 吴夕，王凯. 儿童少年近视 2017 观点 [M]. 北京：科学技术文献出版社，2017.

[5] 杨智宽. 临床视光学 [M]. 2 版. 北京：科学出版社，2014.

[6] 牛兰俊，林肯，韩惠芳. 实用斜视弱视学 [M]. 苏州：苏州大学出版社，2016.

[7] 徐广第. 眼科屈光学 [M]. 4 版. 北京：军事医学科学出版社，2005.

[8] 赵堪兴，杨培增. 眼科学 [M]. 8 版. 北京：人民卫生出版社，2013.

[9] 刘灵琳，吴峥峥，等. 青少年近视防控研究进展. 中国斜视与小儿眼科杂志，2018，（4）：43-47.

[10] 樊泽民，刘立京，张伟，等. 教育部落实综合防控儿童青少年近视实施方案进展. 中国学校卫生，2019，（10）：1449-1452.

[11] 余继锋，李莉，崔燕辉，等. 学龄前儿童过敏性结膜炎临床症状分析 [J]. 解放军医学院学报，2016，（3）：212-214.

[12] 邹留河，吴珺. 充分认识儿童过敏性结膜炎的干眼症问题 [J]. 眼科，2007，（3）：153-155.

[13] 杨洋，付燕梅，等. 激光笔致儿童双眼黄斑意外损伤一例 [J]. 中华眼底病杂志，2019，（6）：613-614.

[14] 陈文辉，葛增辉. 燃放鞭炮致儿童眼外伤 56 例临床分析 [J]. 眼外伤职业眼病杂志，2000，（5）：556.